海南自然科学基金创新研究团队项目（2017CXTD001）
2017年天津大学——海南大学协同创新基金项目（01003017）
国家自然科学基金项目（31501497）
海南省自然科学基金项目（20163053）

蓝莓花青素拮抗化学性肝损伤及相关机制研究

陈健　刘东莉　著

U0231684

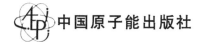
中国原子能出版社

图书在版编目（CIP）数据

蓝莓花青素拮抗化学性肝损伤及相关机制研究 / 陈健, 刘东莉著. -- 北京：中国原子能出版社, 2017.6（2024.8重印）

ISBN 978-7-5022-8185-4

Ⅰ.①蓝… Ⅱ.①陈… ②刘… Ⅲ.①浆果类 – 花青素 – 拮抗作用 – 肝损伤 – 研究 Ⅳ.①R657.3

中国版本图书馆CIP数据核字（2017）第145827号

蓝莓花青素拮抗化学性肝损伤及相关机制研究

出版发行	中国原子能出版社（北京市海淀区卓成路43号 100048）
责任编辑	王　朋
责任印刷	潘玉玲
印　　刷	三河市天润建兴印务有限公司
经　　销	全国新华书店
开　　本	787毫米*1092毫米　1/16
印　　张	8.5
字　　数	147千字
版　　次	2017年11月第 1 版
印　　次	2024年8月第2次印刷
标准书号	ISBN 978-7-5022-8185-4
定　　价	42.00元

网址：http//www. aep. com. cn　　　E-mail:atomep123@126.com

发行电话：010-68452845　　　　　　　版权所有　翻印必究

◎ 摘 要

蓝莓花青素是蓝莓中天然存在的一类生物活性物质，具有重要的生理功能和开发应用前景。为实现蓝莓花青素的综合利用，本文以东北栽培的蓝莓果为研究对象，在蓝莓花青素分离纯化的基础上,对制备的花青素单体进行了结构鉴定。并通过建立急性小鼠肝损伤模型，探讨了蓝莓花青素对四氯化碳（CCl_4）诱导小鼠的肝损伤的保护和氧化应激的影响，结合其体外清除自由基抗氧化活性和对CCl_4诱导的L-02肝细胞损伤的保护，从抗氧化的角度探讨了蓝莓花青素对肝损伤保护作用的主要机制。主要研究结果如下：

（1）蓝莓果中花青素类物质的最佳提取工艺参数为：0.5%三氟乙酸-甲醇为提取溶剂，料液比为1:15，pH为2.5，加酶量3%，酶解温度70℃，酶解反应时间1h。在此条件下，经HPLC法测定,蓝莓花青素得率为5.65mg/100g。

Amberlite XAD-7 大孔树脂对蓝莓花青素表现出良好的吸附与解吸性能，是分离纯化蓝莓花青素的理想树脂。Amberlite XAD-7 树脂的优化动态吸附条件为：蓝莓花青素液浓度 2.5mg/mL，pH2.5，进样速率 1.0mL/min；优化洗脱条件为：甲醇浓度 70%，洗脱速率 1.0mL/min，洗脱体积 10BV。在此条件下，Amberlite XAD-7 树脂对蓝莓花青素的动态吸附量达最大值0.175mg/g，动态解吸回收率达 82.55%。

通过制备型高效液相色谱制备出三种主要的花青素单体，经过结构鉴定,组分1为锦葵色素-3-半乳糖苷（M3G），纯度为95.49%；组分3为矢车菊素-3-葡萄糖苷（C3G），纯度为98.57%；组分6为矢车菊素-3-芸香苷（C3R），纯度为96.34%。这三种单体占花青素的含量分别为12.76%、60.68%和15.87%。

（2）蓝莓花青素具有一定的抗氧化活性，在DPPH自由基清除实验和β-胡萝卜素/亚油酸自氧化体系中,相同浓度下，其作用效果优于抗坏血酸。蓝莓花青素分离的三种单体总抗氧能力表现为C3G>C3R>M3G，且半抑制浓度（IC_{50}值）表明,矢车菊素-3-葡萄糖苷（C3G）清除过氧烷基及DPPH自由基的能力最强（$P<0.05$），从而进一步说明其为蓝莓花青素中有效的抗

氧化活性成分之一。

（3）小鼠摄入蓝莓花青素后的低（0.5g/kgbw）、中（1.0g/kgbw）、高（2.0g/kgbw）剂量组经$CC1_4$诱导的急性肝损伤小鼠的肝酶活性较模型组显著降低（$P<0.05$），血清和肝脏中丙二醛（MDA）的生成量显著减少（$P<0.05$），超氧化物歧化酶（SOD）、谷胱甘肽过氧化物酶（GSH-Px）活性明显增强（$P<0.05$），肝脏组织的总抗氧化能力（T-AOC）显著提高（$P<0.05$）；由$CC1_4$引起的肝脏组织气球样变、脂肪变性、炎症浸润等病理学损伤，喂食蓝莓花青素后，均可得到明显改善。

（4）通过建立$CC1_4$对人胚胎肝细胞株L-02的损伤模型，结果表明:$CC1_4$诱导L-02肝细胞损伤的最适损伤浓度为20mmol/L，损伤时间为6h。经$CC1_4$损伤后模型组细胞存活率仅为45.68%，上清液肝酶活性显著升高（$P<0.05$），脂质过氧化产物MDA含量显著增加（$P<0.05$）。蓝莓花青素可一定程度地改善L-02肝细胞损伤，能明显提高肝细胞的存活率，减少肝酶的释放，存在明显剂量效应关系（$P<0.05$）。蓝莓花青素中的三种主要成分单体的抗肝损伤体外细胞试验结果表明,C3G对提高细胞存活率和细胞抗氧化水平作用最好,且与其它两种单体间存在显著性差异（$P<0.05$）。最终证明了蓝莓花青素中有效的抗肝损伤活性单体为矢车菊素-3-葡萄糖苷（C3G）。

细胞克隆形成抑制实验、细胞周期DNA含量分析法及AnnexinV-FITC/PI双染色检测法的结果表明,矢车菊素-3-葡萄糖苷保护L-02正常肝细胞的形式是减少细胞的坏死。免疫印迹法检测调控细胞凋亡中的关键蛋白Caspase-3的含量变化进一步说明,矢车菊素-3-葡萄糖苷抑制L-02细胞因损伤而坏死的机理为Caspase依赖型,而细胞损伤可能是通过线粒体相关途径实现的坏死过程。

按照优选的微乳处方和蓝莓花青素的分离工艺，制备花青素微乳。并对其进行质量评价和体外抗氧化活性分析。所得的花青素微乳外观暗红色、澄清透明、性质稳定；透射电子显微镜下观察为球状液滴，且粒径在 1 ~ 100nm 之间，符合微乳的要求。用染色法证明其为 W/O 型微乳，用旋转粘度计测得其粘度为 39.8687mpa/s，用电导率仪测得其电导率为 37.62μs.cm^{-1}。花青素微乳在清除 DPPH 自由基、ABTS 自由基和超氧阴离子方面，微乳包埋后花青素的 IC_{50} 分别为 27.1、23.4 和 18.5mg/L。

关键词：蓝莓花青素； 成分鉴定； $CC1_4$肝损伤； 抗氧化； L-02人胚胎正常肝细胞株；微乳

本书由海南大学食品学院陈健、刘东莉撰写，本书的出版受海南自然科学基金创新研究团队项目（2017CXTD001），2017 年天津大学—海南大学协同创新基金项目（01003017），国家自然科学基金项目（31501497），海南省自然科学基金项目（20163053）等支持与资助。陈健负责撰写本书第1、5、6章；刘东莉负责撰写第2、3、4、7章，并且负责整理全书摘要、缩短词表以及参考文献。本书是在北京林业大学生物学院孙爱东教授的悉心指导下完成的，我们以崇敬的心情感谢孙爱东教授。

　　由于我们水平有限和时间紧促，在撰写过程中可能存在一些错误和缺点，希望大家批评指正。

陈健、刘东莉

2017年7月

目 录

缩短词表
Abbreviation

缩写	英文名称	中文名称
ANOVA	Analysis of variance	方差分析
BA	Blueberry anthocyanins	蓝莓花青素
C3G	Cyanidin-3-glucoside	矢车菊素-3-葡萄糖苷
C3R	Cyanidin-3-rutinoside	矢车菊素-3-芸香苷
M3G	Malvidin-3-galactoside	锦葵色素-3-半乳糖苷
NMR	Nuclear magnetic resonance	核磁共振
MS	Mass spectrometry	质谱
HPLC	High performance liquid chromatography	高效液相色谱法
UV-Vis	Ultraviolet-visible spectroscopy	紫外-可见光谱
DPPH	2,2-Diphenyl-1-Picrylhydrazyl	二苯基苦酸基联氨
IC_{50}	Inhibitive concentration	半数抑制浓度
AR	Alkylperoxide radical	过氧烷基
BHA	Butyl hydroxy anisd	丁基羟基茴香醚
BHT	Butyl hydroxy toluen.	二丁基羟基甲苯
PG	Propyl gallate	没食子酸丙脂
ROS	Reactive oxygen species	活性氧簇
DMEM	Dulbecco's modified eagle medium	含各种氨基酸和葡萄糖的培养基
DMSO	Dimethyl sulfoxide	二甲基亚砜
DNA	Deoxyribonucleic acid	脱氧核糖核酸
MTT	3-（4,5-Dimethylthiazol-2-yl）-2,5-diphenyltetrazolium bromide	噻唑蓝

缩写	英文名称	中文名称
PI	Propidium iodide	碘化丙啶
FITC	Fluorescein isothiocyanate	异硫氰酸荧光素
SOD	Super oxide dlsmutase	超氧化物歧化酶
FBS	fetal calf serum	胎牛血清
PBS	Phosphate buffered saline	磷酸盐缓冲液
Trisbase	Trishydroxymethylaminomethane	三羟甲基氨基甲烷
SDS	Sodium dodecyl sulfate	十二烷基磺酸钠
SDS–PAGE	SDS– polyacrylamide gel electrophoresis	SDS–聚丙烯酰胺凝胶电泳
L–02	Human embryonic normal liver cell line	人胚胎正常肝细胞株
Caspase	Cysteine aspartic acid specific protease	半胱氨酸的天冬氨酸蛋白水解酶
NC	Nitrocellulose	硝酸纤维素
AP	Ammonium persulfate	过硫酸铵
A paf–1	Apoptosis protein activation factor	凋亡蛋白激活因子

1. 引言

1.1 肝损伤的机制

肝细胞损伤是各类型病毒性肝炎，某些化学试剂和药物如乙醇、四氯化碳、半乳糖胺、扑热息痛、抗结核药等所造成的肝脏病理过程中的一部分，是肝纤维化和肝硬化的起始动因（Ikedetal.,2009；RiedlandShi,2011）。防止肝细胞损伤，是预防和治疗慢性肝病的重要内容。肝损伤的发生机制非常复杂，总体上可分为化学性肝损伤和免疫性肝损伤两类。

1.1.1肝细胞损伤的化学机制

一些化学毒物（CCl_4和乙醇等）和药物常常导致肝细胞损伤，临床上可见肝功能异常，严重时可发生肝功能衰竭。在正常情况下，肝脏主要通过细胞色素P450酶系的氧化还原作用和一些基团（如葡萄糖醛酸、硫酸酯、甲基、巯基、甘氨酸、谷氨酸等的结合作用来代谢这些化学毒物和药物，从而达到解毒的目的。当机体摄入的化学毒物和药物的剂量过大或遗传性代谢障碍时，则产生大量的亲电子基、自由基等活性代谢物，直接攻击内质网膜上的磷脂分子，引起膜脂质过氧化，改变膜的结构和功能而导致肝细胞损伤（Son et al.,2009；Astadi et al.,2009；Faria et al.,2011）。肝细胞化学损伤的机制有以下几种：

1.1.1.1质膜的损害

肝细胞受损最基本的表现是质膜的损伤，质膜失去完整性，细胞骨架崩解，当细胞质膜失去完整性时，有小泡形成，破裂，细胞内容物倾出，导致细胞死亡。各类肝损伤引起质膜损害的机制不一。D-Ga1N与肝细胞内尿苷二磷酸（UDP）结合，形成UDP-半乳糖胺复合物，使尿苷三磷酸（UTP）耗竭，尿苷类化合物环化不进行，致使RNA和蛋白质合成受阻，质膜结构蛋白质合成减少，膜出现损伤。CCl_4则可通过早期溶膜作用直接破坏膜的结构导致质膜受损，细胞膜透性增加。各种化学性肝损伤中产生的自由基如CCl3-、活性氧等能与细胞膜上不饱和脂肪酸起作用发生脂质过氧化作用从而破坏膜的完整性（卢林耿等,2009；Gonzale et al.,2005）。

1.1.1.2氧自由基的损害

氧自由基（Oxygen free radicals,OFR）是指氧分子的活性代谢产物，其具有不配对电子的离子、分子或集团。自由基性质都很活泼，具有很强的氧化能力，有的还有还原能力。自由基的重要特点是连锁反应，加入少量引发剂，反应即可以启动；加入少量清除剂，反应可以受到抑制。生理情况下，OFR不断产生，也不断清除，不出现细胞损伤；在病理情况下，产生与清除失去平衡，导致体内OFR产生过多或清除不足，过度激活的OFR可与细胞膜上不饱和脂肪酸起作用，发生脂质过氧化作用。脂质过氧化的主要降解产物是脂质过氧化物丙二醛（MDA），MDA能进入膜磷脂的水相，使细胞膜变硬，膜流动性降低，通透性增加，从而导致膜的功能损伤或丧失，使肝细胞肿胀、坏死（Ha and Lee,2010；Kang et al.,2010）。王威等（2011）研究还发现肝损伤程度越重，血清中的MDA含量则越高。

机体存在着正常的自由基清除系统及抗氧化能力，内源性自由基清除系统包括酶系和非酶系两类，酶系包括超氧化物歧化酶（SOD），过氧化氢酶（CAT）和谷胱甘肽过氧化物酶（GSH-Px）等；非酶系包括维生素C、E、A，微量元素硒（Se），还原型谷胱甘肽等含巯基化合物。这些酶类及低分子化合物对OFR和脂质过氧化物的形成有阻止作用，保护机体免受或减轻自由基损伤。在一些病理情况下体内抗氧化酶系不足或因自由基产生过多而引起抗氧化酶系的耗竭，氧化物和抗氧化物的动态失衡导致氧化应激，可引起含巯基蛋白破坏、细胞内钙稳态紊乱、DNA损伤及诱发细胞凋亡（Anna et al.,2003；Sharma and Katiyar,2006；Chen et al.,2012）。

在肝病中，自由基起着非常重要的作用。从肝细胞与动物模型的存活率、病理变化、脂质过氧化的变化、降低ALT的作用等方面来看，与自由基密切相关的维生素E和微量元素Zn以及外源性抗氧化剂的补充，在防治肝损伤方面起着重要作用（Kim et al.,2009；Maldonado-Celis et al.,2009）。

1.1.1.3肝细胞钙超载

细胞的许多重要生理代谢活动都与胞内Ca^{2+}浓度有关，且钙稳态对细胞的生存极为重要。细胞毒性物质如CCl_4、疏水性胆盐等,可直接损伤肝细胞膜,使Ca^{2+}跨膜内流增加（Osanai et al.,2011；Gorettaa et al.,2008）。

1.1.2肝细胞损伤的免疫学机制

免疫反应在病毒导致的肝损伤和自身免疫性肝炎的发病机制中起着重要的作用。

1.1.2.1细胞因子

细胞因子是机体防御系统的主要部分，但产生过多亦可损伤肝细胞。TNF-α主要由激活的单核巨噬细胞（Kupffer细胞）产生，可诱导OFR的产生及脂质过氧化反应、诱导NO产生、促进肝细胞凋亡等途径引起肝细胞损伤（Anna et al.,2003；Almeida et al.,2007）。

1.1.2.2一氧化氮

低浓度的一氧化氮（Nitric oxide,NO）对机体维持正常的生理功能有重要作用。但是在病理状态下，产生大量的NO，NO可与线粒体呼吸链的酶类或DNA合成酶结合，使其亚硝酸化而抑制能量的生成及DNA的合成；从而导致DNA的断裂和突变；NO本身还可与OFR结合，生成毒性很强的过氧化亚硝酸盐阴离子，诱导巯基氧化和脂质过氧化作用。此外，NO能抑制肝细胞蛋白质的合成，破坏线粒体的结构，抑制核糖核苷酸还原酶的活性，破坏DNA双螺旋结构，诱导肝细胞凋亡与坏死（Annanaryju et al.,2007；Hu,et al.,2010；Chen et al.,2011）。

1.1.2.3肝细胞凋亡

细胞凋亡（Apoptosis）是细胞自主的生理性死亡，常发生于生理环境，在维持肝脏正常代谢中有重要的作用，可避免由于肝细胞死亡引发的炎症反应。细胞凋亡是一种级联反应，在凋亡的级联反应中，一类重要的物质就是天冬氨酸特异性半胱氨酸蛋白酶（Caspase）。细胞凋亡除了维持正常生理平衡外，还参与许多疾病的病理过程，如病毒性疾病、自身免疫性疾病、组织变性等。D-GalN、CCl₄、酒精、缺氧等所致各类肝损伤中往往同时伴有肝细胞凋亡。如乙醇可直接损害肝细胞膜，影响其结构和功能，还可通过其代谢产物乙醛与细胞内大分子物质结合，诱导细胞凋亡（Kim et al.,2009；Maldonado-Celis et al.,2009；Lam et al.,2010）。

1.2 化学性肝损伤模型

目前，国内外所应用的急性肝损伤动物模型主要是生物性、免疫性和化学性等方法。生物学方法对实验条件要求高且费用昂贵，故限制了其应用，仅用于病原体及其致病机理的高层次研究。免疫性肝损伤中最为常见的是刀豆蛋白A所致肝损伤以及卡介苗和脂多糖肝损伤模型（Osanai et al.,2011；Tang et al.,2012）。而化学方法中四氯化碳（CCl₄）、酒精及D-氨基半乳糖胺（D-GalN）是许多国内外学者倡导的肝损伤动物模型的诱导剂。应用CCl_4及酒精复制化学性肝损伤动物模型条件要求较低，技术易于掌握，可靠性强，重复性好（孙怡等，2009；Yanetal.,2010）。

1.2.1 CCl_4肝损伤模型

CCl_4是常用的化学性肝损伤诱导剂，通过细胞色素P450起作用，在肝细胞内形成活性的三氯甲基基团（$CCl_3 \cdot$），在有氧条件下进一步形成高度活性的三氯甲基过氧化自由基（$CCl_3O_2 \cdot$），诱发脂质过氧化，从而损害肝细胞的细胞膜，使内源性转氨酶释放到细胞外，导致血清中的转氨酶活性显著升高，并导致细胞因子和氧自由基的释放；同时，激活Kupffer细胞及中性粒细胞，影响肝细胞的DNA合成和分裂，引起急性肝损伤（Hsu et al.,2006；Hu et al.,2003；Sang et al.,2006）。该模型是体内检测药物抗氧化作用的一种常用方法。

1.2.2 酒精性肝损伤模型

急性酒精性肝损伤的机理为机体大量摄入乙醇后，在乙醇脱氢酶的催化下大量脱氢氧化为乙醛和乙酸盐，使三羧酸循环障碍和脂肪酸氧化减弱，甘油三脂合成增加，脂蛋白合成和分泌受阻，周围脂肪动员增加，从而影响脂肪代谢，致使脂肪在肝细胞内沉积；同时乙醇能激活氧分子，产生氧自由基导致肝细胞膜的脂质过氧化，破坏细胞膜脂质结构，及体内还原型谷胱甘肽的耗竭（Hu et al.,1996；Wang et al.,2012；Sun et al.,2008）。

1.3 蓝莓活性成分及其在防治 CCl_4 肝损伤中潜在的作用

1.3.1 蓝莓及其花青素

蓝莓又名笃斯越橘（Vaccinium uliginosum），属杜鹃花科（Ericaceae）、越橘属（Vaccinium）植物。一般为多年生绿叶或者常绿灌木，能经受非常低的温度，甚至零下50度严寒下都能保存，最初蓝莓是在欧洲东部地区被发现的，属于一种小浆果，它的潜在经济价值和市场价值非常高（Mazza et al.,2002；Tanida et al.,2005）。蓝莓的果肉十分柔嫩、甜中带点略微的酸，所含有的营养成分比如糖酸比、水溶性维生素和维生素A、蛋白质等十分丰富，甚至还含有在水果中比较少见的营养素金属微量元素如钾、锌、铁、锰等，是一种营养丰富的小浆果。另外科学研究还发现，蓝莓还具有抗氧化、提高眼睛视力、延缓衰老等作用，由此，联合国粮农组织（FAO）把蓝莓划为人类五大健康食品之一（Ayman et al.,2008; Salda et al.,2009; 李丹等,2009; 李亚东等,2002）。随着我国城镇居民生活条件的不断提高，人们对营养性食品的认识和需求逐渐增加，蓝莓的市场前景无限广阔，蓝莓加工业必将成为一个极具经济价值的产业。

虽然最早蓝莓是在欧洲被发现的，但是最开始的人工栽培蓝莓品种是从不到一世纪前的美国开始。目前蓝莓产品在市场上的供给还处于不均衡趋势，归其原因有：一是蓝莓产地少，全球蓝莓主要产地在欧洲、北美洲和南美洲的若干国家，产量因为产地少而提不上去；二是蓝莓鲜食和蓝莓加工产品比例不协调。以中国为例，国内鲜果销售和加工品比例高达6:1，产业体系存在不合理性（方忠祥等,2001；李连达,2003）。因此从长远看来，应该大力扩展蓝莓深加工产品产业链，调整产业比例，增加蓝莓产业附加值。

1.3.2花青素的主要成分及性质

花青素（anthocyanins）是一种水溶性天然色素，一般存在于植物中,以糖苷形式存在，因此也被称作花色苷。赐予大自然万紫千红的主要因素正是花青素的存在而形成的，花青素存在于植物组织细胞当中，而组织液中的pH值的不同会令花青素改变颜色，当pH低于7时花色苷变为红色，当pH升高到7以上时花色苷会转变为蓝色。植物接受越多的光照后，其细胞内的花青素含量会生成更多。因此光照对花青素的化学性质影响很大，除光照外，温度对它的影响也很大，过高的温度会使花青素降解。在意大利，1879年人们偶然间从生产红葡萄酒的下脚料废渣中提取出了第一种，也是最丰富的一种花青素–葡萄皮红，从此人们对花青素的探索和研究不断深入（Legua et al.,2012；Siddiq et al.,2011）。

迄今，人们已发现自然界中共有22大类花青素，大多数或者说基本上都存在于开花植物（被子植物）的花、果实、茎、叶、根器官的细胞液中。尤其是葡萄皮、越橘、树莓等水果中，花青素的含量极其高，在我们食品当中常见的花青素可分为六类（Moore et al.,2006；Osanai et al.,2011），分别为矢车菊色素（cyanindin,Cy）、天竺葵色素（pelargonidin,Pg）、飞燕草色素（delphinidin,Dp）、芍药色素（peonidin,Pn）、牵牛色素（petunidin,Pt）和锦葵色素（malvidin,Mv）。

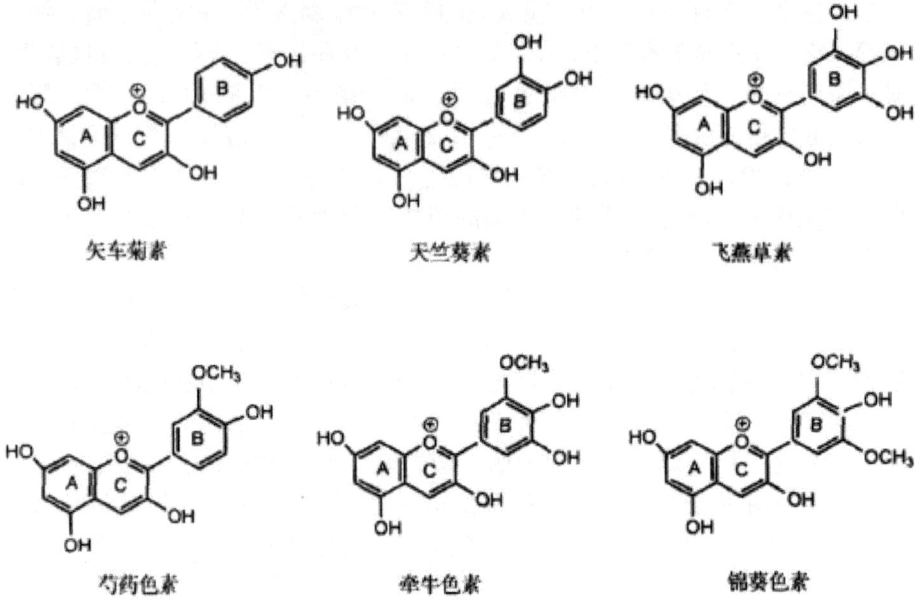

矢车菊素   天竺葵素   飞燕草素

芍药色素   牵牛色素   锦葵色素

图1-1食品中几种重要的花青素结构

Fig.1-1Several important anthocyanins structure in food

花青素按照组成结构分类来看，它是属于酚类化合物中的类黄酮（flavonoids）类化合物，构成花青素化学结构的最基本框架是2-苯基苯并吡喃阳离子，如图1-2所示。由于花青素单体结构的活泼型，因此在自然条件下游离的花青素很难稳定存在，通常通过糖苷键与单糖或者多糖结合，或者通过和香豆酸、阿魏酸等酰基化以稳定存在（Awikaetal.,2004；Duetal.,2008；Elisietal..2007）。

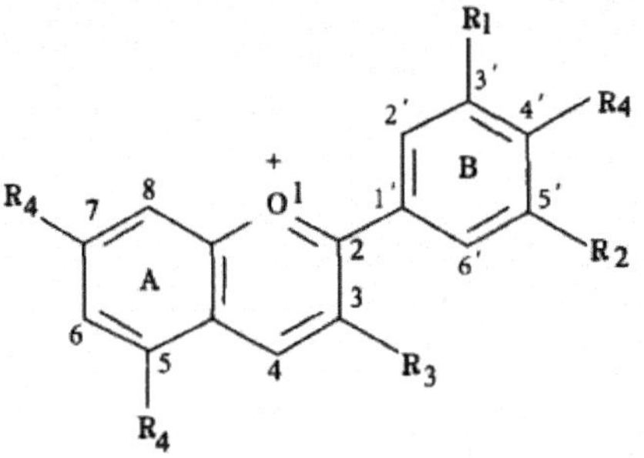

图1-2花青素的基本结构，其中R_1和R_2为-H，-OH或-OCH3；
R_3为-OH或糖基；R_4为糖基或-OH

Fig.1-2The basicstructureofanthocyanins

目前国内外有关花青素的研究大致有6个方向，分别为花青素的定性与定量方法学研究、结构稳定性与抗氧化机制研究、花青素资源分布的评价与资源库的建立、生理活性与功能研究、花青素的高效提取与绿色分离技术研究、应用与产品开发研究。本课题主要侧重于花青素的抗氧化机制和生理活性方面的研究，希望对进一步花青素的产业化开发提供理论基础和研究前景。

1.3.3花青素抗氧化活性功能研究进展

过去几十年里的研究揭示，蓝莓的摄入量与高脂血症、动脉粥样硬化、血栓以及消化道肿瘤的发生呈现明显的负相关。国内外学者关于蓝莓花青素的药理学作用也进行了较多的探讨。Molan等（2008）研究发现，蓝莓花青素能够有效的拮抗氨基三乙酸铁所致的肾脏的毒性；Matsumoto等（2003）研究表明，蓝莓花青素能够通过提高肝脏解毒酶的活性和抑制微核的形成而有效的预防致癌物质-氧化偶氮甲烷所致的肝脏损伤。Tsud等（2006）的研究表明，大鼠长期摄入蓝莓花青素后，其肝脏中抗氧化酶，如超氧化物歧化酶（SOD）和谷胱甘肽还原酶（GR）活性显著增加。Pavagadh等（2012）研究显示，蓝莓花青素能够有效的预防三丁基锡所致的氧化应激损伤。Gungor等（2008）研究表明，蓝莓花青素能够预防性腺功能减退所致的骨质疏松。Rolle等（2012）研究表明，蓝莓花青素能够通过抑制胃癌细胞的转化生长因子（TGF-a）的自分泌、旁分泌促增殖环路，发挥抗肿瘤增值作用。蓝莓制品的这些生物学作用主要与其显著的抗氧化活性以及其对某些代谢酶（如CYP2E1）的调节作用有关。因为氧化应激和CYP2E1的激活是酒精性肝病（ALD）发病的重要病因，因此蓝莓通过抑制微粒体中代谢酶CYP2E1的表达,而具有潜在的防治ALD的作用。Jin等（2004）的研究表明，新鲜蓝莓汁能够抑制小鼠肝脏内乙醇的代谢，减少血清中乙醛和乙酸的浓度。Liu等（2002）研究显示，DAS能够抑制CYP2E1的活性和提高GSH的含量，减轻酒精所致的人肝细胞损伤。Tate等（2003）研究表明，蓝莓与美他多辛联合应用有效的预防慢性酒精摄入导致大鼠酒精性脂肪肝的发生，其作用与CYP2E1的抑制和AMPK的活化相关。这些结果暗示了蓝莓制品在ALD防治中的潜在作用，然而到目前为止，关于蓝莓花青素对于CCl_4导致的急性肝损伤的研究国内外均未见报道。

1.4 研究目的、意义及内容

1.4.1研究的目的及意义

近年来，评价和筛选具有强抗氧化活性的天然资源，评价具有强抗氧化活性天然资源的其他生理活性已成为生物学、医学和食品科学研究的新趋势。蓝莓花青素作为一种天然食用色素，安全无毒、色彩鲜艳且资源丰富，同时具有广泛的疾病预防和健康促进作用，在食品和医药领域具有较大的应用潜力。目前研究报道蓝莓花青素具有抗氧化、保护心血管、抗癌等功能活性。蓝莓花青素对肝损伤的保护功能还没有进行和深入的探讨，国内外报道较少。因此，深入研究蓝莓花青素新的功能及作用机制，为增加蓝莓新的附加价值，筛选保肝食物具有十分重要的现实意义。鉴于前人关于花青素保护肝损伤作用和蓝莓花青素抗氧化作用的研究进展，不难看出以下问题:

1）在蓝莓花青素活性的评价中，虽见有抗氧化、保护心血管、抗癌等活性研究，但关于其对化学性肝损伤的保护作用报道较少,其抗氧化的量效和构效作用机制研究鲜有报道。

2）在对花青素护肝作用的研究中，鲜有结合体内动物实验和体外肝细胞实验，探讨花青素的护肝作用机制。

基于以上问题，本研究以蓝莓为材料，提取分离抗氧化活性物质，从生物整体和细胞水平评价花青素的护肝作用，并筛选出活性最强的单体，探讨活性成分在保护肝脏作用中的量效和构效关系，同时，从氧化应激的角度，分离鉴定蓝莓抗氧化主要活性成分的基本结构，探讨活性成分在抗氧化和护肝作用的量效和构效关系，明确相关机理。研究结果对指导蓝莓的精深加工和综合利用等提供理论依据,并为开发具有药用功效价值的天然食用色素资源提供理论基础。

1.4.2研究内容

本文以东北栽培的蓝莓果为研究对象，采用酶法辅助提取蓝莓花青素，再通过不同类型的树脂对提取物进行分离纯化，最后经制备型高效液相色谱获得三种主要的花青素单体。针对分离出的蓝莓花青素主要单体，运用紫外-可见光谱、质谱、核磁共振等仪器法来进行结构鉴定和纯度分析。

通过化学模拟体系分析蓝莓花青素及其主要单体的总抗氧化能力、清除自由基能力以及 β – 胡萝卜素 / 亚油酸自氧化体系抵制作用等体外抗氧化效应。

通过建立CCl_4急性肝损伤动物模型，评价蓝莓花青素提取物保护化学性肝损伤和抗氧化作用效果，并分析二者之间的内在关系。

通过CCl_4损伤细胞模型，探讨蓝莓花青素及其主要单体对人胚胎正常肝细胞L–02氧化损伤的保护作用，初步探讨蓝莓花青素对CCl_4化学性肝损伤的保护作用的机制。

1.4.3创新之处

（1）运用树脂吸附法和制备型高效液相色谱法将东北栽培蓝莓中的主要花青素单体分离并制备出来，再利用多种仪器及数据库鉴定出其结构，最终得到三种花青素单体分别为锦葵色素–3–半乳糖苷、矢车菊素–3–葡萄糖苷和矢车菊素–3–芸香苷。

（2）研究表明蓝莓花青素能显著降低CCl_4肝损伤小鼠的肝酶活性，减轻对肝组织病理学损伤，表现明显的护肝作用，其机制与其提高抗氧化系统的活性、降低脂质过氧化产物MDA的抗氧化作用密切相关。

（3）利用体外正常肝细胞损伤模型筛选出蓝莓花青素中有效的抗肝损伤活性成分——矢车菊素–3–葡萄糖苷，初步探讨了其抑制正常细胞因损伤而坏死的机理为Caspase依赖型。

1.4.4技术路线

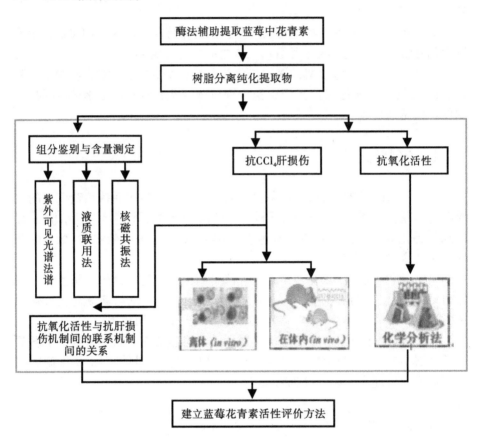

2. 蓝莓中花青素类物质的分离纯化研究

　　蓝莓花青素是蓝莓中所含类黄酮类物质的总称，具有抗氧化、抗肿瘤、防止维生素损失等作用（李春阳等,2004；Du et al.,2008）。蓝莓花青素的提取方法直接影响其产率及生物活性。酶解法是最大限度从植物体内提取有效成分的方法之一，酶解反应既可以较温和地将植物组织分解，较大幅度提高得率；同时还不易破坏多糖的立体结构和生物活性，已逐渐成为近年来植物活性成分提取工艺研究的热点（魏福祥等,2003；肖湘等,2000；Elisi et al.,2007；肖嶙等,2006）。

　　由于蓝莓果中并非只有花青素一种物质,而且大部分能被醇溶性提取溶剂所提取,实验得到的只是花青素的粗提物,其中含有胶质、淀粉、糖类、蛋白质、有机酸碱、重金属离子等,严重影响花青素的应用范围,因此花青素的纯化精制是天然花青素生产加工的一个重要环节。大孔吸附树脂是一类有机高分子聚合物吸附剂，它具有物理化学稳定性高、吸附容量大、选择性好、吸附速度快、解吸容易、可反复使用等优点，近年来已成为天然活性成分提取、精制的一种有效方法（朱凤妹等,2008；陈健等,2011）。

　　本章采用树脂吸附法对实验室提取的蓝莓花青素粗提物进行分离纯化，借助制备型高效液相色谱得到花青素单体，并通过液质联用法、紫外-可见光谱法和核磁共振法对单体纯度和结构进行分析，旨在为工业化分离纯化天然活性物质蓝莓花青素提供参考，为进一步阐述蓝莓抗氧化活性物质的构效关系提供理论依据。

2.1 材料与方法

2.1.1 材料与试剂

　　蓝莓果：（品种为爱国者）由辽宁丹东市有机食品有限公司提供，成熟果实，紫黑色，含水率88%，于-20℃冻藏；

　　纤维素酶:天津泛弗贸易有限公司；矢车菊素-3-葡萄糖苷（C3G）标准

品:美国sigma公司；甲醇、三氟乙酸、醋酸钠缓冲液、氢氧化钠溶液、乙酸乙酯均为分析纯,乙腈、甲酸均为色谱纯:北京蓝弋试剂有限公司；

AB-8、NKA-9、AmberliteXAD-7、LH-20大孔树脂：天津南开大学化工厂；

2.1.2实验仪器

CN61M/UV754紫外可见分光光度计（上海光谱仪器有限公司）；SL-2层析实验冷柜（上海厦美生化有限公司）；SHB-Ⅲ循环水式多用真空泵（郑州长城科工贸有限公司）；R-201旋转蒸发器（上海申顺生物科技有限公司）；JA2003电子天平（上海申顺生物科技有限公司）；LC-4000型高效液相色谱仪（日本岛津公司）；TMZ9-U-3010紫外-可见光谱仪 （北京中西远大科技有限公司 ）；TMZ9-Autoflex质谱仪（美国Agilent公司）；LW-MQC核磁共振仪（美国Nicolet公司）。

2.1.3实验方法

2.1.3.1蓝莓花青素提取

2.1.3.1.1酶法辅助提取蓝莓花青素

冷冻的蓝莓果在0℃解冻24h后，组织捣碎机破碎，用含0.5%三氟乙酸（TFA）的甲醇溶液和纤维素酶进行浸提。该固液混合物在4800rpm下离心15min，收集甲醇提取液，在38℃以下旋转蒸发除去甲醇，得到花青素提取物的浓缩液。该浓缩液用乙酸乙酯以1:1（v:v）的比例液液萃取3次，得到除去脂溶性成分的花青素样品粗提物。

2.1.3.1.2HPLC法测定花青素含量

2.1.3.1.2.1色谱条件

色谱柱：ShimpackVP-ODS色谱柱（4.6mm×250mm，5μm）；流动相：乙腈、甲酸；泵压：18.0MPa；流速：1.0mL/min；柱温：30℃；检测波长：530nm；进样量：10μL；检测时间:20min。其中,A：2%甲酸水溶液；B：100%乙腈。采用梯度洗脱方法：0～3min，10%B；3～9min，10%B→20%B；9～10min，20%B→30%B；10～13min，30%B→45%B；13～14min，45%B→50%B；14～18min，50%B→20%B；18～20min，20%B→10%B。下次进样前，系统平衡10min，样品经0.22μm过滤器过滤后上样。

2.1.3.1.2.2花青素标准曲线绘制

精密称量11mg矢车菊-3-葡萄糖苷于10mL容量瓶中，加入0.5%三氟乙酸-甲醇定容，摇匀。用移液器精取0、0.03、0.06、0.09、0.12、0.15mL，分别加入1、0.97、0.94、0.91、0.88、0.85mL0.5%三氟乙酸-甲醇。按RP-HPLC法测定各自的峰面积，以各浓度标准品的峰面积为横坐标，以浓度作为纵坐标，制作花青素标准曲线。

2.1.3.1.2.3提取率的计算

以矢车菊-3-葡萄糖苷为标准品，花青素总量以矢车菊-3-葡萄糖苷的含量表示。按标准曲线计算总花青素浓度。花青素总量计算式为：

$$Z_总 = C_总 \times d/W \qquad\qquad (2-1)$$

式中:$Z_总$为花青素总量（μg/g）；$C_总$为花青素总浓度（μg/mL）；d为花青素提取液总体积（mL）；W为样品质量（g）。

2.1.3.2主要花青素的分离及纯化

2.1.3.2.1树脂的预处理

分别称取AB-8、NKA-9、AmberliteXAD-7、LH-20四种大孔树脂10g于烧杯中，加入100mL无水乙醇，室温下密封浸泡6h，蒸馏水冲洗直至流出液澄清，然后加入100mL5%盐酸溶液浸泡6h，用蒸馏水冲洗至中性,再加入100mL5%NaOH溶液浸泡6h，用蒸馏水冲洗至中性备用。

2.1.3.2.2静态实验

2.1.3.2.2.1静态吸附实验

采用电子天平称取预处理后的大孔树脂（滤纸吸干）2.00g于250mL锥形瓶中，注入1.0mg/mL蓝莓花青素粗提液200mL，密封避光，放入摇床中，室温下150r/min振荡，每隔4h从上清液中取一次样，采用HPLC法测定花青素含量，根据以下公式计算静态吸附量：

$$静态吸附量（mg/g） = （C0-C1）\cdot V/M \qquad\qquad (2-2)$$

其中：C0，C1-静态吸附前、后上清液蓝莓花青素溶液浓度（mg/mL）；V-样液体积（mL）；M-树脂质量（g）。

2.1.3.2.2.2静态解吸实验

待树脂充分吸附蓝莓花青素后，将其过滤，注入蒸馏水冲洗后滤干，置于250mL锥形瓶中，注入70%的0.5%三氟乙酸-甲醇溶液200mL，密封避光，放入摇床中，室温下150r/min振荡，每1h从上清液中取一次样，测定花青素含量，根据以下公式计算静态解吸率：

$$静态解吸率（\%）=C \cdot V \times 100/W \qquad（2-3）$$

其中：C-静态解吸后乙醇溶液中蓝莓花青素浓度（mg/mL）；V-0.5%三氟乙酸-甲醇溶液总体积（mL）；W-静态吸附总量（mg）。

2.1.3.2.3动态吸附解吸实验

准确称取30.0g经过静态吸附与解吸实验筛选出的树脂，预处理后湿法装入1.6×40cm的层析柱中，平衡后加入一定量的蓝莓花青素粗提液直至饱和，然后用0.5%三氟乙酸-甲醇溶液进行洗脱，用部分自动收集器分段收集洗脱液。

2.1.3.2.4蓝莓花青素单体制备

将纯化蓝莓花青素主要组分在38℃下真空浓缩除去甲醇后，冷冻干燥除去样品中剩余的水分。采用制备型高效液相色谱对花青素组分进行进一步分离纯化,得到花青素单体并分析其纯度。本研究中确定的HPLC系统：SPD-20A检测器，PRC-ODC色谱柱（250mm×21.5mm,C18）；流动相A：2%甲酸水溶液；流动相B：V（甲醇）:V（水）=7：3。柱温：20℃，流速：15mL/min，进样量：1mL，检测波长：530nm，检测时间30min。梯度洗脱：0⁻5min，70%A；5⁻10min，70%A→58%A；10⁻12min，58%A；12⁻20min，58%A→0%A；20⁻22min，0%A；22⁻30min，0%A→70%A；下次进样前，系统平衡10min。样品经0.22μm过滤器过滤后上样。

2.1.3.3蓝莓花青素单体结构鉴定

选取分离出的蓝莓花青素主要单体，来进行结构鉴定。

2.1.3.3.1紫外-可见光谱分析

蓝莓花青素单体用0.5%三氟乙酸-甲醇溶液溶解，用紫外-可见分光光度计从200⁻700nm扫描，得到蓝莓花青素的紫外-可见光谱图。在蓝莓花青素甲醇溶液加入AlCl3，进行紫外-可见光谱扫描，并与蓝莓花青素甲醇溶液中吸收光谱比较。

2.1.3.3.2质谱分析

质谱条件为：电喷雾离子源，数据采集使用的操作软件为 Mass Lynx soft ware（version4.1,Micromass,Manchester,UK）。正离子模式：扫描的质荷比范围 80-800Da，毛细管电压 3kV；锥孔电压 30V；源温度 110℃脱溶剂温度 450℃；脱溶剂气流速，650L/h 氮气；锥孔气流，50L/h。负离子模式：扫描的质荷比范围 80-800Da，毛细管电压 2kV；锥孔电压 10V；源温度，110℃脱溶剂温度 450℃；脱溶剂气流速 650L/h 氮气；锥孔气流 50L/h。

2.1.3.3.3核磁共振分析

分别将样品用氘代甲醇和六氘代二甲基亚砜溶解，用核磁共振仪做氢谱和碳谱分析，以氘代甲醇和六氘代二甲基亚砜为内标。

2.2 结果与分析

2.2.1 HPLC法测定纤维素酶提取的蓝莓花青素含量

2.2.1.1 L16（44）正交试验设计方案

分别选取料液比、酶用量、温度、pH及酶解时间等因素进行单因素实验，在单因素试验的基础上，选用料液比、加酶量、酶解温度及pH值这四个主要影响因素进行正交实验，全面研究这四个因素的交互作用对蓝莓花青素提取率的影响。选用L16（45）正交试验表进行试验设计，以蓝莓花青素含量为试验指标。因素水平见表2-1，正交试验结果见表2-2，方差分析见表2-3。

正交试验结果显示，四种因素对蓝莓花青素提取率的影响大小依次为：加酶量＞酶解温度＞pH＞料液比。通过正交实验及方差分析及各个处理间差异显著性检验可知，加酶量对蓝莓花青素提取率的影响极显著，料液比对蓝莓花青素提取率的影响显著，而pH值和酶解温度对提取率的影响不显著。在试验设定的范围内，得到最佳提到方案为$A_3B_2C_4D_3$组合，即：料液比为1:15，pH为2.5，加酶量3%，酶解温度70℃，酶解反应时间1h。

表2-1正交试验因素水平表
Tab.2-1 Level of factor for orthogonal test

水平	A加酶量（%）	BpH	C温度（℃）	D料液比（g/mL）
1	1	1.5	40	1:5
2	2	2.5	50	1:10
3	3	3.0	60	1:15
4	4	3.5	70	1:20

表2-2正交试验表

Tab.2-2 Results of orthogonal experiment

试验号	A加酶量（%）	BpH	C温度（℃）	D料液比（g/mL）	E空列	蓝莓花青素含量（mg/g）
1	1	1	1	1	1	4.94
2	1	2	2	2	2	5.03
3	1	3	3	3	3	5.06
4	1	4	4	4	4	4.77
5	2	1	2	3	4	5.37
6	2	2	1	4	3	5.45
7	2	3	4	1	2	5.55
8	2	4	3	2	1	5.39
9	3	1	3	4	2	5.61
10	3	2	4	3	1	5.65
11	3	3	1	2	4	5.54
12	3	4	2	1	3	5.60
13	4	1	4	2	3	5.32
14	4	2	3	1	4	5.28
15	4	3	2	4	1	4.89
16	4	4	1	3	2	5.39
k1	521.3	555.3	543.7	552.1	543.2	
k2	517.4	552.5	540.1	553.2	542.8	
k3	529.2	551.4	537.8	551.8	545.1	
k4	531.1	553.2	547.1	550.6	543.5	
R	13.7	3.9	9.3	2.6	2.3	
主次因素	A>C>B>D					

表2-3方差分析表

Tab.2-3 Analysis of variance table

变异来源	偏差平方和	自由度	均方	F值	Fa	显著性
SS_A	521.414	3	173.805	42.971	F0.05（3,3）=9.28	**
SS_B	35.535	3	11.845	2.929		
SS_C	220.779	3	73.593	18.195	F0.01（3,3）=29.50	*
SS_D	16.265	3	5.422	1.340		
误差	12.134	3	4.045			
SS_T	806.13	15				

2.2.1.2花青素总量测定

2.2.1.2.1矢车菊素-3-O-葡萄糖苷标准品溶液高效液相色谱图

由图2-1可知，花青素标准品保留时间约为10.55min。

2.2.1.2.2花青素检测工作曲线的建立

以不同浓度标准品溶液的峰面积为横坐标，浓度为纵坐标绘制花青素标准品工作曲线,如图2-2所示。用最小二乘法作线性回归，得到花青素峰面积与浓度的标准曲线和回归方程式Y=0.047X+0.389，R2=0.9994，说明在浓度在32~168μg/mL时，花青素含量与峰面积呈良好的线性关系。

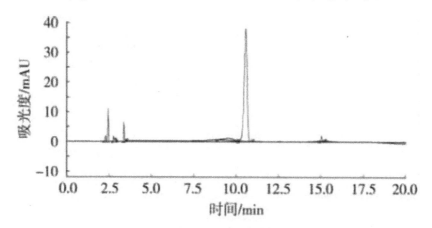

图2-1矢车菊素-3-O-葡萄糖苷色谱图

Fig.2-1HPLCprofileofCyanidin-3-O-glucosestandardsolution

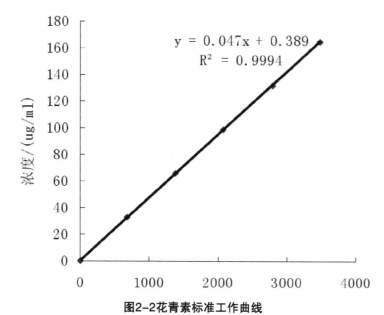

图2-2花青素标准工作曲线

Fig.2-2Workingcurveofanthocyaninstandardsolution

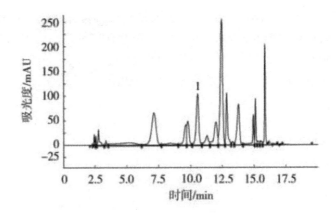

图2-3三氟乙酸-甲醇溶液提取的花青素溶液高效液相色谱图

Fig.2-3HPLCprofileofanthocyaninssolutionextractedbytrifluoroaceticacid-methanolsolution

2.2.2树脂的筛选

2.2.2.1不同类型大孔树脂对蓝莓花青素的吸附性能

在蓝莓果实中除花青素外，还存在糖、酸、矿物质等多种成分。为了能更好的分离花青素，通常将花青素的甲醇粗提物过含树脂的柱色谱进行分离（王兆雨等,2007；王庆等,2007）。由图2-4可知，随着吸附时间的推移，4种树脂的静态吸附量首先急剧上升，然后趋于稳定，16h后基本达到饱和（吸附平衡）。各种树脂的静态吸附总量存在较大差异，吸附总量顺序为：XAD-7>LH-20>NKA-9>AB-8。XAD-7树脂的静态平衡吸附量为4.15mg/g，而AB-8树脂仅为2.13mg/g。以上结果说明树脂对蓝莓花青素的吸附具有较强的选择性，吸附效果则与树脂型号有很大的关系。

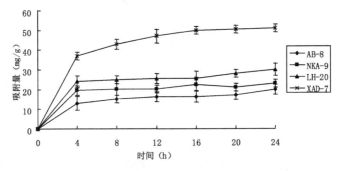

图2-4不同类型树脂对蓝莓花青素的静态吸附曲线

Fig.2-4Staticadsorptioncurveofdifferenttypesofmacroporousresinforblueberryanthocyanins

2.2.2.2不同类型树脂对蓝莓花青素的解吸性能

不同类型树脂对蓝莓花青素的静态解吸曲线如图2-5所示。随着时间的推移，解吸率急剧上升，1h左右就能够达到解吸平衡。静态平衡解吸率顺序依次为：XAD-7>LH-20>NKA-9>AB-8。XAD-7树脂的静态平衡解吸率为85.72%，大部分蓝莓花青素能够被洗脱下来。AB-8树脂的解吸性能最差（45.5%），难以满足对蓝莓花青素的有效分离纯化。

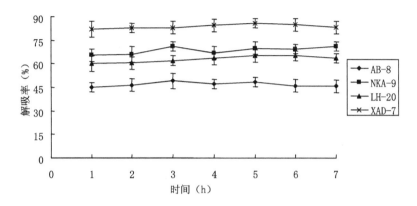

图2-5不同类型树脂对蓝莓花青素的静态解吸曲线

Fig.2-5Staticdesorptioncurveofdifferenttypesofmacroporousresinfor blueberryanthocyanins

AmberliteXAD-7 树脂对花青素表现出极好的亲和力，Riedl 等（2011）的研究结果表明用 AmberliteXAD-7 柱能很好的将花青素从碳水化合物、矿物质及其它可溶性物质中分离出来。Astadi 等（2009）的研究结果也证明 AmberliteXAD-7 树脂是 16 种不同的固相柱中最适合从黑色阿龙尼亚苦味果汁中分离花青素的固相提取方法。本研究结果表明，AmberliteXAD-7 树脂对蓝莓花青素表现出显著的吸附与解吸性能，是分离纯化蓝莓花青素的理想树脂，因此我们选择 AmberliteXAD-7 树脂对蓝莓花青素粗提液进行纯化。

2.2.3AmberliteXAD-7大孔树脂的静态性能研究

2.2.3.1pH值对XAD-7大孔树脂吸附性能的影响

由于蓝莓花青素粗提液呈弱酸性,因此随着浓度的增加，溶液pH值不断下降。pH值对XAD-7树脂静态吸附性能的影响见图2-3。随着pH值的不断增大，XAD-7树脂对蓝莓花青素的吸附量先上升，后下降。当蓝莓花青素溶液pH值为2.5时，吸附量达到最大值（5.18mg/mL）。当溶液pH值超过2.5时，随着pH值的增大，吸附量不断下降。分析产生现象的原因可能为：pH

值对树脂吸附量的影响主要取决于被吸附物质的酸碱度，酸性物质在酸性环境中容易被吸附，碱性物质在碱性环境中容易被吸附（宁正祥等,2011；向平等,2006）。蓝莓花青素溶液呈弱酸性，因此在酸性环境中树脂吸附性能更好。

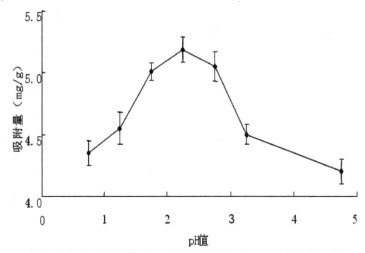

图2-6不同pH值蓝莓花青素溶液的XAD-7树脂静态吸附曲线
Fig.2-6XAD-7staticadsorptioncurveofblueberryanthocyaninssolutionswithdifferentpH
value

2.2.3.2蓝莓花青素浓度对XAD-7大孔树脂吸附量的影响

称取6份活化好的XAD-7大孔树脂各2.00g置于250mL锥形瓶中，分别注入浓度为0.5、1.0、2.0、2.5、3.0、4.0mg/mL的蓝莓花青素溶液240、120、60、48、40、30mL，进行静态吸附实验。如图2-7所示，当蓝莓花青素溶液浓度较低时，随着浓度的增大，XAD-7树脂吸附量也随之增加，当蓝莓花青素溶液浓度为2.5mg/mL时，吸附量达到最大值（5.21mg/g）。当蓝莓花青素溶液浓度大于2.5mg/mL时，XAD-7树脂吸附量随着溶液浓度的增大呈下降趋势。分析以上现象的原因可能为：当蓝莓花青素溶液浓度较低时，提高浓度，能够加大蓝莓花青素与大孔树脂的接触面积，促进蓝莓花青素进入大孔树脂内部，然而当蓝莓花青素溶液浓度达到一定值后，继续提高浓度，大孔树脂表面接触的蓝莓花青素分子达到饱和，一定程度上抑制了其他分子进入大孔树脂内部，从而导致大孔树脂吸附量的下降。此外，随着蓝莓花青素溶液浓度的提高，与蓝莓花青素分子竞争吸附的杂质也会增多（向道丽,2005；严琼琼等,2009）。

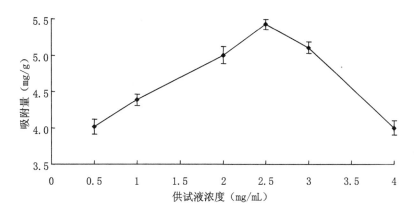

图2-7不同浓度蓝莓花青素溶液的XAD-7树脂静态吸附曲线

Fig.2-7XAD-7staticadsorptioncurveofdifferentblueberryanthocyaninsconcentration

2.2.3.3不同浓度甲醇溶液对XAD-7大孔树脂解吸性能的影响

不同浓度甲醇溶液对XAD-7大孔树脂解吸性能的影响如图2-8所示，随着甲醇溶液浓度提高，XAD-7大孔树脂解吸率先上升后下降。当甲醇溶液浓度为70%时，大孔树脂解吸率最大（87.15%）。因此，我们选择70%含0.5%三氟乙酸的甲醇溶液对蓝莓花青素进行洗脱实验。

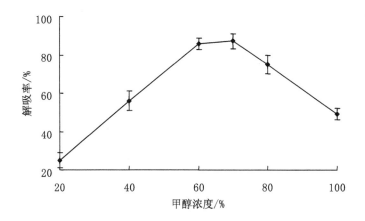

图2-8不同浓度甲醇溶液的XAD-7树脂静态解吸曲线

Fig.2-8XAD-7staticadsorptioncurveofdifferentethanolconcentrations

2.2.4 XAD-7大孔树脂的动态性能研究

2.2.4.1进样速率对XAD-7大孔树脂吸附量的影响

分别选取五个水平的进样速率（0.5、1.0、1.5、2.0、2.5mL/min）对XAD-7大孔树脂进行动态实验，图2-9显示了进样速率对XAD-7大孔树脂吸附量的影响。随着进样速率的提高，蓝莓花青素的吸附量先上升后下降，当进样速率为1.0mL/min时，树脂吸附量达到最大值（0.175mg/g）。分析以上现象的原因可能为：如果进样速率过大，蓝莓花青素来不及扩散到大孔树脂内部就从柱子中流出，导致吸附量较低（张苏云,2008；张泽生等,2006；金莹等,2007）。因此，降低进样速率能够提高XAD-7树脂对蓝莓花青素的动态吸附性能。然而，进样速率过低又会导致生产效率降低。综合考虑以上因素，我们选择进样速率1.0mL/min进行树脂动态实验。

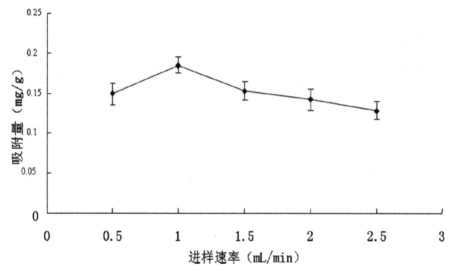

图2-9进样速率对XAD-7树脂吸附量的影响
Fig.2-9EffectofsamplingspeedonXAD-7adsorption

2.2.4.2蓝莓花青素动态洗脱曲线

配制2.5mg/mL的蓝莓花青素溶液，以1.0mL/min的流速进样，吸附饱和后，用2BV蒸馏水洗去大孔树脂吸附的可溶性糖类和其他杂质，然后采用10BV含0.5%三氟乙酸的70%甲醇溶液进行动态洗脱，洗脱速率设为1.0mL/min，XAD-7大孔树脂的动态洗脱曲线如图2-10所示。当甲醇溶液体积为30-60mL时，洗脱液中的蓝莓花青素含量最高。

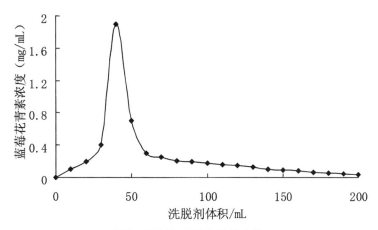

图2-10XAD-7动态洗脱曲线

Fig.2-10XAD-7dynamicdesorptioncurve

Amberlit XAD-7树脂具有分子筛的作用，根据化合物分子量大小，可将混合物的各组分分离（谭天伟,2003；张甜等,2005）。通常情况下大分子物质先流出，小分子物质后流出。各花青素在Amberlit XAD-7上的洗脱如图2-11示。花青素混合物被分离为7个部分。对应于分离的每一部分的编号，它们在λmax=519nm的相对吸收分别为13.43%、6.14%、58.36%、4.52%、0.88%、15.12%和1.55%。由图可见组分1、3和6为蓝莓花青素的主要成分，其次为组分2和4，组分5和7含量最低。

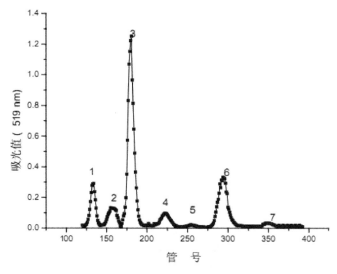

图2-11花青素经AmberlitXAD-7柱色谱的流出图

Fig.2-11TheelutionprofileofanthocyaninsonAmberlitXAD-7

2.2.4.3蓝莓花青素单体的纯度检测

对主要组分1、3和6的纯度进行检测，如图2-12所示。该纯度以各物质在520nm下检测的峰面积的比例表示，组分1、3和6的纯度分别为95.49%、98.57%和96.34%。

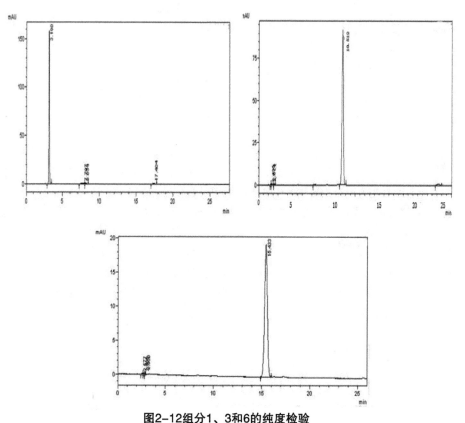

图2-12组分1、3和6的纯度检验

Fig.2-12Homogeneitycheckof No.1,3and6byanalyticalHPLC

2.2.5蓝莓花青素单体的结构分析

2.2.5.1组分1的结构鉴定

2.2.5.1.1紫外-可见光谱分析

在可见区内，组分1出现1个特征峰，其特征吸收波长为323nm，添加AlC13后，特征波长没有位移，这一特征与锦葵类花青素物质的吸收表现相一致（Zhangetal.,2008；孙芸等,2003；李春阳等,2009），由此可初步推断其成分可能属于锦葵类化合物。

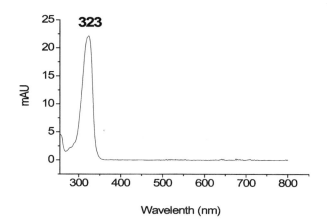

图2-13组分1的紫外-可见光谱图

Fig.2-13UV-VisspectrumofcomponentNo.1

2.2.5.1.2质谱分析

组分1的质谱图包含有一个ES+正离子模式的分子离子峰[M]+m/z=493.2，碎片离子峰m/z=331.1[493.2-162（glc-H2O）]+，为分子离子失去1个葡萄糖苷而成。组分1与标准化合物的HPLC色谱图的保留时间及质谱信息进行比对，可大概推出其为锦葵色素的半乳糖苷或葡萄糖苷（Duetal.,2008；Elisiaetal.,2007）。

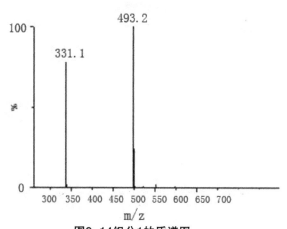

图2-14组分1的质谱图

Fig.2-14MSspectrumofcomponentNo.1

2.2.5.1.3核磁共振谱图分析

^{13}C-NMR（DMSO）

173.36（C=O）,104.23（C-1'）,99.72（C-1''）,104.78（C-2）,79.48

（C-5），76.7（C-3），75.04（C-4），76.85（C-3'），74.27（C-2'），71.35（C-5'），70.80（C-5"），70.25（C-4'），69.9（C-3"），69.24（C-4"），69.06（C-2"），67.54（C-6'），66.08（C-6），62.30（C-1），61.02（C-6"），33.8（-O-CH$_3$）。

上述数据与文献报道的锦葵色素-3-半乳糖苷的碳谱测定结果一致（Osanai et al.,2011；Toshihiko et al.,2006）。

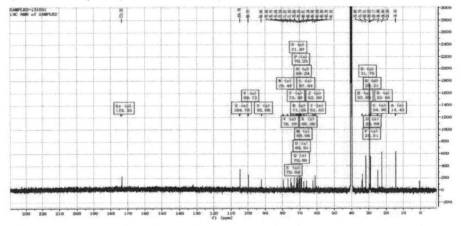

图2-15组分1的核磁谱图
Fig.2-15NMRspectrumofcomponentNo.1

结合紫外-可见光谱、质谱、核磁共振分析，推断组分1的主要成分为锦葵色素-3-半乳糖苷,结构如图2-16。

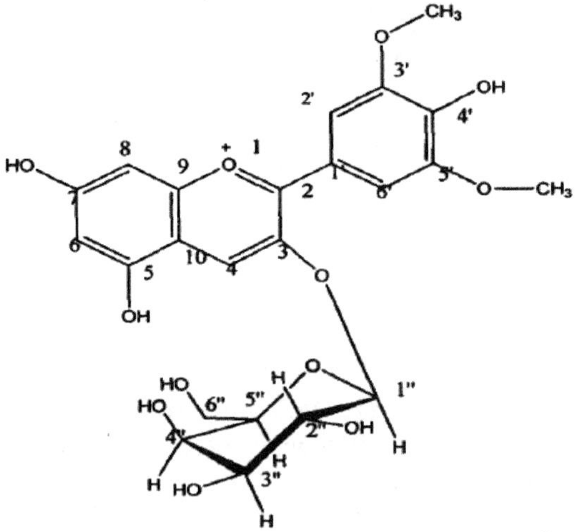

图2-16组分1的结构:锦葵色素-3-半乳糖苷
Fig.2-16ThestructureofcomponentNo.1:Malvidin-3-galactose

2.2.5.2组分3的结构鉴定

2.2.5.2.1紫外-可见光谱分析

在可见区内，组分3出现1个特征峰，其特征吸收波长为293nm，添加AlCl₃后，特征波长没有位移，这一特征与矢车菊花青素物质的吸收表现相一致（Zhang，2008；孙芸等,2003；李春阳等,2009），由此可初步推断其成分可能属于矢车菊素类化合物。

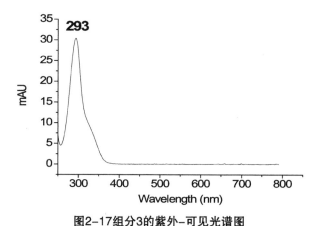

图2-17组分3的紫外-可见光谱图

Fig.2-17UV-VisspectrumofcomponentNo.3

2.2.5.2.2质谱分析

如图2-18所示，组分3的质谱图包含有一个ES+正离子模式的分子离子峰[M]+m/z=448.9,碎片离子峰m/z=286.8[448.9-162（glc-H2O）]+，为分子离子失去1个葡萄糖苷而成。组分3与标准化合物的HPLC色谱图的保留时间及质谱信息进行比对，可知为矢车菊素的葡萄糖苷或半乳糖苷（Paola et al.,2008；Toshihiko et al.,2006）。

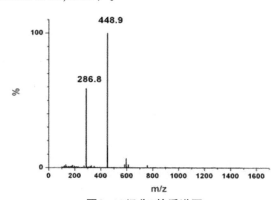

图2-18组分3的质谱图

Fig.2-18MSspectrumofcomponentNo.3

2.2.5.2.3核磁共振谱图分析

^{1}H-NMR（MeOD）

5.39（d,1H,J=3.8Hz,H-1'）,4.92（d,1H,J=3.1Hz,H-1''）,4.37-4.33（m,2H,H-6a,H-6b）,4.12-4.06（m,3H,H-3,H-4,H-5'）,3.98-3.88（m,4H,H-5,H-6a',H-3'',H-5''）,3.82-3.69（m,6H,H-3',H-6b',H-2'',H-4'',H-6a'',H-6b''）,3.65（d,2H,J=13.4Hz,H-1a,H-1b）,3.45（dd,1H,J=9.7,10.0Hz,H-2'）,3.37-3.35（m,1H,H-4'）,1.38-1.28（m,28H,（CH2）3）,0.92（d,3H,J=7.1Hz,CH$_3$）.

^{13}C-NMR（DMSO）

104.64（C-2）,99.39（C-1''）,100.21（C-1'）,82.93（C-5）,77.55（C-3）,74.87（C-4）,74.24（C-3'）,71.99（C-2'）,71.65（C-5'）,70.89（C-5''）,69.60（C-4'）,69.48（C-3''）,68.77（C-4''）,68.72（C-2''）,67.27（C-6'）,64.24（C-1）,62.87（C-6）,62.52（C-6''）,33.98（-CH2-CO-）.

上述数据与文献报道的矢车菊素-3-葡萄糖苷的氢谱和碳谱测定结果一致（Zhang et al.,2008；Matsumoto et al.,2003）。

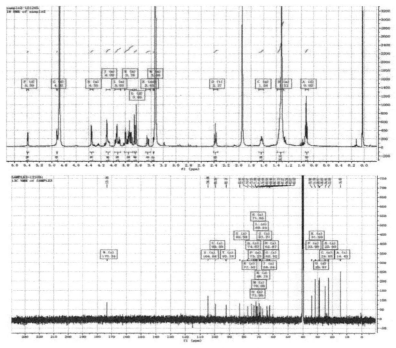

图2-19组分3的核磁谱图

Fig.2-19NMRspectrumofsampleNo.3

综合紫外可见光谱、红外光谱、质谱、核磁共振分析，推断组分3的主要成分为矢车菊素–3–葡萄糖苷结构如图2-20。

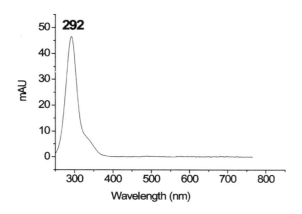

图2-20组分3的结构:矢车菊素–3–葡萄糖苷
Fig.2–20ThestructureofcomponentNo.3:Cyanidin-3-glucoside

2.2.5.3组分6的结构鉴定

2.2.5.3.1紫外–可见光谱分析

组分6在可见区的特征吸收波长为292nm，添加AlC13后，特征波长没有位移，这一特征与矢车菊类花青素物质的吸收表现相一致（Almeida et al.,2007；Iked,2009；李建新等,2008），由此可初步推断其成分可能属于矢车菊素类化合物。

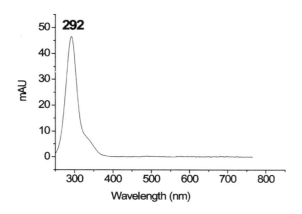

图2-21组分6的紫外–可见光谱图
Fig.2–21UV–VisspectrumofcomponentNo.6

2.2.5.3.2质谱分析

如图2-22所示，组分6的质谱图中的碎片离子449.3[M+H-162（glc-H2O）]+,为分子离子m/z=611.2失去一分子葡萄糖苷而成。m/z=287.1[M-2H-162（glc-H2O）]+为m/z=449.3的特征离子再失去一分子葡萄糖苷而形成。组分6与标准化合物的HPLC色谱图的保留时间及质谱信息进行比对，可知为矢车菊素的槐糖苷或芸香糖苷（Zenkevich et al.,2002；Rong et al.,2003；Siriwoharn et al.,2005）。

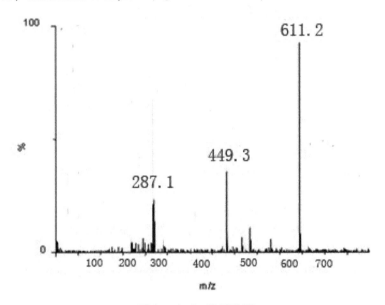

图2-22组分6的质谱图

Fig.2-22MSspectrumofcomponentNo.6

2.2.5.3.3核磁共振谱图分析

^{1}H-NMR（MeOD）

5.42（t,1H,J=3.5Hz,H-1'），4.93（dd,1H,J=23.3,3.7Hz,H-1"），4.39-4.20（m,2H,H-1a,H-1b），4.14-4.05（m,3H,H-3,H-4,H-5'），3.98-3.81（m,4H,H-5,H-6a',H-3",H-5"），3.81-3.69（m,6H,H-3',H-6b',H-2",H-4",H-6a",H-6b"），3.67-3.60（m,2H,H-6a,H-6b），3.47-3.43（m,1H,H-2'），3.30-3.25（m,1H,H-4'），1.32（s,16H,（CH2）8），0.92（t,3H,J=9.5Hz,CH$_3$）.

^{13}C-NMR（DMSO）

104.63（C-2），99.38（C-1"），92.17（C-1'），82.92（C-5），77.53（C-3），74.86（C-4），73.24（C-3'），71.99（C-2'），71.63（C-5'），70.88（C-

5''）,69.59（C-4'）,69.50（C-3''）,68.76（C-4''）,68.71（C-2''）,67.23（C-6'）,64.21（C-1）,62.85（C-6）,62.51（C-6''）,33.96（-CH2-OH-）.

上述数据与文献报道的矢车菊素-3-芸香苷的氢谱和碳谱测定结果一致（Astadi et al.,2009；Lam et al.,2010）。

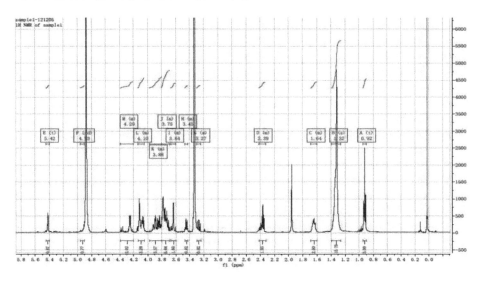

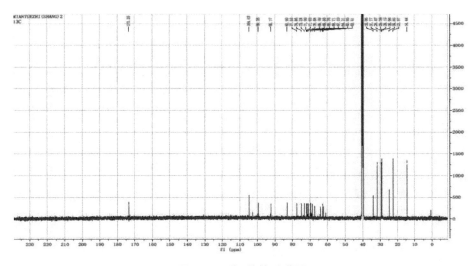

图2-23组分6的核磁谱图

Fig.2-23NMRspectrumofcomponentNo.6

结合紫外-可见光谱、质谱、核磁共振分析，推断组分6的主要成分为矢车菊素-3-芸香苷结构如图2-24。

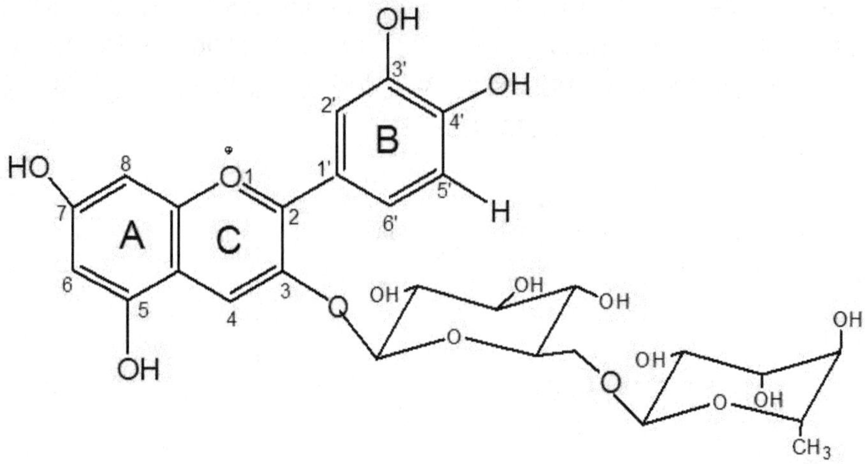

图2-24组分6的结构:矢车菊素-3-芸香苷
Fig.2-24ThestructureofcomponentNo.6:Cyanidin-3-rutinoside

2.3 小结

利用酶法从蓝莓果中提取花青素类物质的最佳工艺参数为：0.5%三氟乙酸-甲醇为提取溶剂，料液比为1:15，pH为2.5，加酶量3%，酶解温度70℃，酶解反应时间1h。在此条件下，经HPLC法测定,蓝莓花青素得率为5.65mg/100g。

Amberlite XAD-7大孔树脂对蓝莓花青素表现出良好的吸附与解吸性能，是分离纯化蓝莓花青素的理想树脂。Amberlite XAD-7树脂的优化动态吸附条件为：蓝莓花青素液浓度2.5mg/mL，pH2.5，进样速率1.0mL/min；优化洗脱条件为：甲醇浓度70%，洗脱速率1.0mL/min，洗脱体积10BV。在此条件下，Amberlite XAD-7树脂对蓝莓花青素的动态吸附量达最大值0.175mg/g，动态解吸回收率达82.55%。

通过制备型高效液相色谱制备出三种主要的花青素单体，经过结构鉴定,组分1为锦葵色素-3-半乳糖苷,纯度为95.49%；组分3为矢车菊素-3-葡萄糖苷，纯度为98.57%；组分6为矢车菊素-3-芸香苷,纯度为96.34%。这三种单体分别占花青素总含量为12.76%、60.68%和15.87%。

3. 蓝莓花青素体外清除自由基活性研究

在食品的加工与贮藏过程中,在加热、光照和氧气存在时,物质的化学键发生断裂,生成高反应活性的自由基,导致食品氧化变质。为了进一步保证食品的质量安全,添加抗氧化剂是常用的方法（Palmes and Spiegel,2004；Faria,2011）。目前常用的抗氧化剂均为人工合成,如BHA、BHT和PG等,实验证明人工合成抗氧化剂对人体有一定的毒副作用（Zhang and Lin,2008；Siriwoharn,2005）。因此,近年来从自然界寻求天然抗氧化剂的研究已经引起世界各国科学家的高度重视。

植物中的花青素具有显著的抗氧化、抗基因突变、抑菌、清除超氧阴离子自由基和抑制脂质过氧化等作用（Elisia et al.,2007；Francisco et al.,2005；陈磊等,2008）。文献中对蓝莓花青素体外抗氧化活性报道主要集中在花青素的混合物中,对花青素单体体外抗氧化研究甚少（Jing et al.,2004；Iked et al.,2009；Jayathilakan et al.,2012）。因此,蓝莓花青素抗氧化活性究竟是由于单体单独作用还是多种单体交互作用的影响,还需要进一步的证实。

本章通过总抗氧能力法、DPPH自由基清除法及 β-胡萝卜素/亚油酸自氧化体系对蓝莓花青素纯化物的抗氧化活性进行测定,并采用半抑制浓度（IC_{50}）评价分离的三种花青素单体抗氧化能力,为蓝莓花青素用于天然抗氧化剂和功能性食品开发应用提供一定的理论基础和实验依据。

3.1 材料与方法

3.1.1材料与试剂

蓝莓花青素纯化物：纤维素酶辅助三氟乙酸-甲醇溶液从蓝莓果中提取，Amberlite XAD-7大孔树脂提纯，旋转蒸发，冷冻干燥后备用。

三种花青素单体:锦葵色素-3-半乳糖苷（M3R）、矢车菊素-3-葡萄糖苷（C3G）、矢车菊素-3-芸香苷（C3R）,蓝莓花青素纯化物经制备型高效液相色谱分离得到。

二苯基苦味酰基苯肼基自由基（DPPH）：Sigma公司；无水乙醇、邻二氮菲、亚硝酸钠、磷酸氢二钠、磷酸二氢钠、盐酸、铁氰化钾、三氯乙酸、抗坏血酸、双氧水、Tris、邻苯三酚、硫酸亚铁、水杨酸等均为分析纯:北京蓝弋试剂有限公司。

3.1.2实验仪器

JA2003电子天平（上海申顺生物科技有限公司）；CN61M/UV754紫外可见分光光度计（上海光谱仪器有限公司）；PHS-3D型精密型pH计（上海三信仪表厂）；SHB-Ⅲ循环水式多用真空泵（郑州长城科工贸有限公司）；W201B恒温水浴锅（上海申顺生物科技有限公司）；R-201旋转蒸发器（上海申顺生物科技有限公司）；

3.1.3实验方法

3.1.3.1测试溶液的制备
准确称取蓝莓花青素纯化物和三种花青素单体，溶于0.5%三氟乙酸–甲醇溶液，避光冷藏。

3.1.3.2总抗氧化能力的测定
铁离子还原法（FRAP）,其具体测定方法:取体积1.0mg/mL的测定液，加入2.0mLTPTZ溶液（由pH=3.5、0.2mol/L醋酸盐缓冲液，10mmol/LTPTZ溶液，10mmol/LFeCl3溶液以10:1:1的比例混匀），然后在37℃反应10min，590nm下测定吸光度。（Wang and Lin,2000；Wuetal.,2002）。

3.1.3.3DPPH自由基的清除能力的测定
取8支试管，分别加入一定体积的1.0mg/mL测定液，使终体系中测定液中具有不同的浓度，用去离子水补至3mL，每管中加入120μmol/L的DPPH乙醇溶液3mL，混匀，常温避光静置30min，517nm下测定吸光值（WangandMazza,2002；颜流水等,2006）。

按照下面的公式，得到不同浓度测定液对DPPH自由基的清除率。

$$E（\%）=（A_0-A_n）/A_0\times100\%\qquad（3-1）$$

其中：A_0为空白对照液的吸光值，A_n为加入测定液后的吸光值。

3.1.3.4β–胡萝卜素/亚油酸自氧化体系的抑制作用测定

反应液的配制：将5mg的β–胡萝卜素溶于10mL氯仿中，再加入0.25mL的亚油酸和2mL的Tween–20，将此混合液移入圆底烧瓶中于50℃旋转蒸发4min，之后加入500mL蒸馏水。

向各试管中加入1mL不同浓度的测试溶液和4mL反应液，置于50℃水浴中每隔25min测其在470nm处的吸光值（分别在不同浓度蓝莓花青素溶液构成的体系中，以蒸馏水代替β–胡萝卜素作为空白调零）,共测量150min（RenaudandLorgeril,2009；魏福祥等,2001）。

按照下面的公式，得到不同蓝莓花青素浓度下对β–胡萝卜素/亚油酸自氧化体系的抑制率。

$$E（\%）=（A_0-A_t）/（A_0{}'-A_t{}'）\times100\% \qquad （3-2）$$

A0和At分别为加入蓝莓花青素后0和150min时的吸光值，$A_0{}'$和$A_t{}'$分别为不加蓝莓花青素时0和150min时的吸光度。

3.2 结果与分析

3.2.1总抗氧化能力

3.2.1.1蓝莓花青素总抗氧化能力

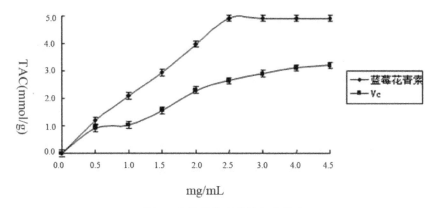

图3-1蓝莓花青素总抗氧化能力
Fig.3-1Totalantioxidantcapacityofblueberryanthocyanins

以VC作为对照，测定蓝莓花青素总抗氧化能力。由图3-1可知，蓝莓花青素和VC总抗氧化值都随浓度增大而增大，当蓝莓花青素溶液浓度为2.5mg/mL时，总抗氧化值最高，达到4.8mmol/g。相同浓度下，蓝莓花青素的总抗氧化值明显高于VC。

3.2.1.2三种花青素单体总抗氧化能力

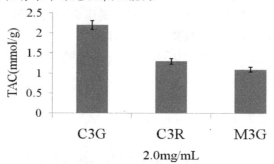

图3-2三种花青素单体总抗氧化能力

Fig.3-2Totalantioxidantcapacityofthreeanthocyaninsmonomers

由图3-2可知，当浓度为2.0mg/mL时，C3G的总抗氧化值为2.218，C3R的总抗氧化值为1.312，M3G的总抗氧化值为0.112，三者间存在一定差异，特别是C3G抗氧化能力是M3G的20倍。因此，我们可得到,在三种花青素单体中,C3G总抗氧能力最强,M3G最弱。

3.2.2DPPH自由基清除能力

3.2.2.1蓝莓花青素对DPPH自由基清除能力

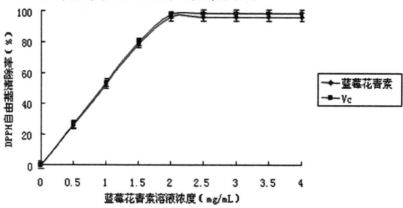

图3-3蓝莓花青素对DPPH自由基的清除作用

Fig.3-3DPPHradicalscavengingeffectofblueberryanthocyanins

以VC作为对照，测定蓝莓花青素对DPPH自由基的清除能力，由图3-3可知，蓝莓花青素和VC对DPPH自由基均有清除效果，且随浓度增大清除率提高。当蓝莓花青素溶液浓度为2.0mg/mL时，其清除率最高，达到95.9%。VC清除率增幅趋势与蓝莓花青素相近，蓝莓花青素及VC对DPPH自由基清除率的IC_{50}分别为0.875mg/mL、0.825mg/mL。

3.2.2.2三种花青素单体清除自由基能力

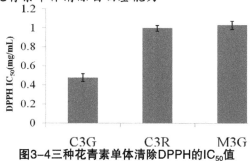

图3-4三种花青素单体清除DPPH的IC_{50}值

Fig.3-4TheIC$_{50}$ofscavengingeffectofthreeanthocyaninsmonomersonDPPH·

由图3-4可知，3种花青素单体C3G、C3R、M3G的清除DPPH自由基时IC_{50}值分别为0.475mg/mL、0.995mg/mL、1.025mg/mL，三者间存在一定差异。清除自由基能力大小为C3G>C3R>M3G。天然抗氧化剂Vc清除DPPH自由基能力要小于C3G,其IC_{50}值为0.825mg/mL,是C3G的1.75倍。物质的结构与功能是密切相关的,从矢车菊素-3-葡萄糖苷（C3G）的化学结构中可以看出,其3,4号位上含有两相邻位羟基,故具有较好的抗氧化活性。

3.2.3 β-胡萝卜素/亚油酸自氧化体系的抑制作用

3.2.3.1蓝莓花青素对β-胡萝卜素/亚油酸自氧化体系抑制效果

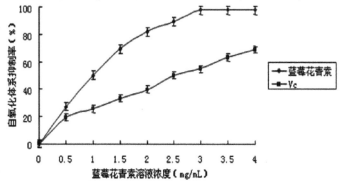

图3-5蓝莓花青素对β-胡萝卜素/亚油酸自氧化体系的抑制作用

Fig.3-5β-carotin/linolicacidoxidationinhibitingeffectofblueberryanthocyanins

由图3-5可知，蓝莓花青素和VC对β-胡萝卜素/亚油酸自氧化体系均有抑制效果，且随浓度增大抑制率提高。当蓝莓花青素溶液浓度为3.0mg/mL时，抑制率最高，达到97.9%。VC抑制率增幅缓慢，相同浓度下，蓝莓花青素抑制率明显高于VC。蓝莓花青素及VC对β-胡萝卜素/亚油酸自氧化体系抑制率的IC_{50}分别为1.1mg/mL、2.4mg/mL。

3.2.3.2 三种花青素单体对β-胡萝卜素/亚油酸自氧化体系抑制效果

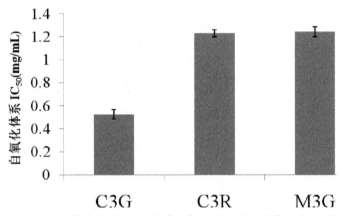

图3-6 三种花青素单体对β-胡萝卜素/亚油酸自氧化体系的IC_{50}值

Fig.3-6 The IC_{50} of three anthocyanins monomers on β-carotin/linolic acid oxidation inhibiting effect

由图3-6可知，三种花青素单体C3G、C3R、M3G对β-胡萝卜素/亚油酸自氧化体系IC_{50}值分别为0.524mg/mL、1.241mg/mL、1.248mg/mL,IC_{50}值越小说明其抑制β-胡萝卜素褪色反应的能力越强,故其能力大小为C3G>C3R>M3G。天然抗氧化剂Vc对自氧化体系的抑制作用能力远小于C3G,其IC_{50}值为2.4mg/mL，是C3G的4.58倍。从实验结果可以看出,蓝莓花青素中有效的抗氧化物质之一是矢车菊素-3-葡萄糖苷（C3G）。

3.3 讨论

本实验对纯化后的蓝莓花青素抗氧化活性进行了研究，并评价了三种制备的主要花青素单体C3G、C3R、M3G的抗氧化能力。抗氧化实验分为体内抗氧化和体外抗氧化，体外抗氧化与体内抗氧化实验相比具有方法简便，试剂易得时间短等优点。本实验运用体外抗氧化实验中铁离子还原法、清除DPPH自由基和β-胡萝卜素/亚油酸自氧化体系对纯化蓝莓花青素及分离的3种主要花青素单体进行了抗氧化研究。

3.3.1蓝莓花青素体外抗氧化作用

选用不同抗氧化活性评价体系，旨在从多方面、不同机制，探讨蓝莓花青素的抗氧化活性。体外的抗氧化活性研究表明，蓝莓花青素具有一定的总抗氧化能力，对DPPH自由基有较好的清除能力，对β-胡萝卜素/亚油酸自氧化有很强的抑制作用，且抗氧化效果要强于常用的抗氧化剂VC,同时，蓝莓花青素的抗氧化活性在一定浓度范围内具有剂量-效应关系,这为下一步的动物体内实验提供了一定的依据。

蓝莓花青素属于多共轭芳香化合物，这也决定了其抗氧化活性的机理可能与酚醌平衡和形成稳定自由基有关。一方面由于共轭效应，羟基上氢原子活性提高，易于脱去成为氢供体，发生成醌反应达至酚醌平衡,其反应式见图3-7所示；另一方面，氢供体可以和脂类化合物自由基反应，转变成酚自由基，酚自由基氧原子上不成对的电子稳定地分散在整个共轭体系中，从而降低了自动氧化链反应的传递速度，抑制脂类的进一步氧化作用，这两点是蓝莓花青素抗氧化作用的基础（Lametal.,2010；徐曼等,2010；孙怡等,2009）。

$$AH+ROO\cdot \longrightarrow ROOH+A\cdot AH+ RO\cdot \longrightarrow ROH+A\cdot$$

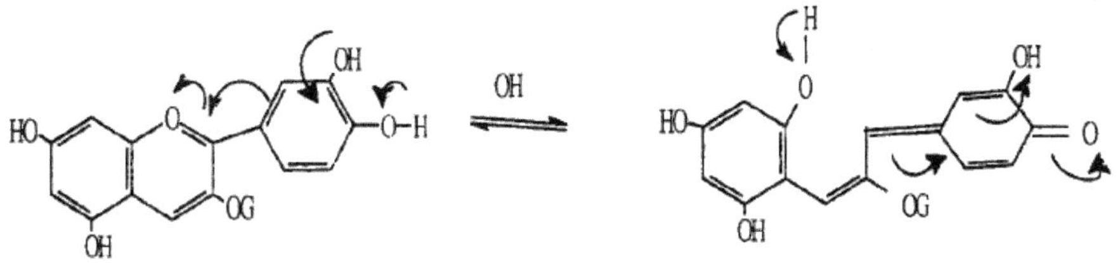

酚式 phenolie   醌式 quinoid

图3-7酚醌反应
Fig.3-7Reactionofphenolieandquinoid

3.3.2三种花青素单体抗氧化差异

在对分离的三种主要蓝莓花青素单体的抗氧化活性的研究中，我们发现，三种相同浓度的花青素单体总抗氧化能力、对清除DPPH自由基能力、β-胡萝卜素/亚油酸自氧化的抑制作用都表现出相同的趋势:C3G>C3R>M3G。

蓝莓花青素的共轭结构为其抗氧化作用提供了条件，但抗氧化作用的强弱还主要受羟基影响,羟基的位置和数目决定了其抗氧化活性的强弱。从蓝莓花青素分子结构上分析，A、B环的羟基为酚羟基，能够提供氢原子而发挥抗氧化作用,C环的羟基为醇羟基，一般不直接参与抗氧化作用。C3G的B环上3,4号位上含有两相邻位羟基，这有利于酚式向醌式的转化，达成酚醌平衡；另外C3G上游离的羟基数目多，可提供的氢原子也越多，相对应的抗氧化活性越强。因此，C3G抗氧化能力要强于C3R、M3G（Iked et al.,2009；Zhang et al.,2008；段玉清等,2007；蒋莉等,2009；李婷婷等,2009）。

3.4 小结

蓝莓花青素具有一定的抗氧化活性,在DPPH自由基清除实验和β–胡萝卜素/亚油酸自氧化体系中,相同浓度下，其作用效果要优于抗坏血酸。蓝莓花青素三种单体总抗氧能力表现为C3G>C3R>M3G，且半抑制浓度（IC_{50}值）结果显示,矢车菊素–3–葡萄糖苷（C3G）清除过氧烷基及DPPH自由基的能力最强,表明其为蓝莓花青素中有效的抗氧化活性成分之一。

4. 蓝莓花青素对 CCl₄ 诱导小鼠肝损伤的保护研究

肝脏作为机体重要毒物代谢器官,其解毒与中毒过程始终处于一种动态平衡状态。一旦在短时间内大量摄入某些化合物,会对原有平衡造成破坏,则造成肝脏其局部组织细胞病变、坏死,丧失原有生物学功能,进而诱发癌变（Yang et al.,2003；Erhardt et al.,2007；Astadi et al.,2009）。目前预防治疗此类急性肝损伤方面的药物已有很多,但临床潜在副作用也日渐突出,因此如何从天然药食植物中获取安全的活性成分,并应用于此类疾病的预防治疗成为目前关注的焦点。花青素是一种水溶性天然色素,一般存在于植物中,并具有多种生物学功能,其中尤以抗氧化、防止心血管疾病、提高免疫力和抗癌作用突出（唐传核等,2000；Zhang et al.,2004；Elisia et al.,2007；Ha et al.,2010；Zhong et al.,2006）。

目前国内外对花青素护肝作用及护肝机制研究的比较少，对蓝莓花青素护肝作用也未见文献报道。第三章的研究结果表明蓝莓花青素具有较强的体外抗氧化能力，考虑到肝损伤与体内抗氧化活性紧密相关，本章旨在通过蓝莓花青素对CCl₄诱导小鼠急性肝损伤模型进行研究,揭示其对此类损伤潜在的预防保护作用。

4.1 材料和方法

4.1.1材料与试剂

蓝莓花青素粉末：本实验室纤维素酶辅助三氟乙酸-甲醇溶液从蓝莓果中提取，Amberlite XAD-7大孔树脂提纯，旋转蒸发，冷冻干燥后备用。

肝素钠、CCl₄（分析级）、氯化钠溶液（分析级）：北京蓝弋试剂有限公司提供；鲁花牌花生油:北京美廉美超市购买；超氧化物歧化酶（SOD）、过氧化氢酶（CAT）、丙二醛（MDA）、谷胱甘肽过氧化物酶

（GSH-Px）、肝/肌糖元测定试剂盒、谷草转氨酶（AST）和谷丙转氨酶（ALT）等试剂盒购自南京建成生物工程研究所。

4.1.2实验仪器

OptimaTLX低温超速离心机（北京竹远科创科技有限公司）；VX-2500涡旋混合振荡器（北京德天佑科技发展有限公司）；CN61M/UV754紫外可见分光光度计（上海光谱仪器有限公司）；W201B恒温水浴锅（上海申顺生物科技有限公司）；JA2003电子天平（上海申顺生物科技有限公司）；9602A酶标仪（北京艾普生物设备有限公司）；SW-CJ-2D超净工作台（深圳市中科圣杰净化设备有限公司）；A1130259光学显微镜（上海艾测电子科技有限公司）.

4.1.3动物与分组

昆明种小白鼠：雌雄性60只（合格证号:京0030692），清洁级，体重（20±2）g，北大医学部提供，以全价营养饲料喂养，自由进食、饮水。动物喂养1周适应环境后随机分成正常对照组、CCl_4模型组（模型组）、蓝莓花青素低剂量（0.5g/kgbw）、中剂量（1.0g/kgbw）、高剂量组（2.0g/kgbw）共5个组，每组10只。

4.1.4动物饲养及处理

各组小鼠分笼饲养。实验期间正常对照组和肝损伤模型组给予0.9%氯化钠溶液，三个剂量组分别给予蓝莓花青素2.0g/kg、1.0g/kg、0.5g/kg，每日进行一次灌胃，各组均自由进食饮水，每3d记录进食量1次，测体重1次。

急性肝损伤模型的建立（Tanida,2005；金莹等,2010）：于末次给药后2h，除空白对照组外其余4个组分别一次性腹腔注射0.10%的CCl_4花生油溶液10mL/kg,诱导急性化学性肝损伤，空白对照组腹腔注射同剂量的花生油，禁食不禁水，18h后经摘取眼球取血，肝素钠抗凝，3000rpm×10min制备血清；脱白处死小鼠，同时立即破腹取肝脏、脾脏和胸腺，用0.9%氯化钠溶液冲尽器官中残血，滤纸拭干，称质量，计算肝脏、脾脏和胸腺指数。其中：

肝脏指数=肝脏质量/小鼠体质量；脾脏指数=脾脏质量/小鼠体质量；胸腺指数=胸腺质量/小鼠体质量。

4.1.5检测指标及方法

4.1.5.1血清SOD、CAT、ALT、AST、GSH-Px酶活性及MDA含量测定

SOD、CAT、ALT、AST、GSH-Px酶的活性，MDA含量等的测定均按南京建成生物工程研究所提供的试剂盒的方法操作，用分光光度法测定，对照标准曲线得其含量。

4.1.5.1.1血清SOD活力的测定

原理：通过黄嘌呤及黄嘌呤氧化酶反应系统产生超氧阴离子自由基（O2-·），后者氧化羟胺形成亚硝酸盐，在显色剂的作用下呈现紫红色，用可见光分光光度计测其吸光度。当被测样品中含SOD时，则对超氧阴离子自由基有专一性的抑制作用，使形成的亚硝酸盐减少，比色时测定管的吸光度值低于对照管的吸光度值，通过公式计算可求出被测样品中的SOD活力。

测定方法:按SOD测定试剂盒说明书，定义每毫升血清或者每毫克组织蛋白在1mL反应液中SOD抑制率达50%时所对应的SOD量为一个亚硝酸盐单位，即一个SOD活力单位（U），按下式计算：

$$\text{血清 SOD 活力(U/ml)} = \frac{\text{对照管 OD} - \text{测定管 OD}}{\text{对照管}} \times \text{样品稀释倍数} \times \frac{\text{反应液总体积 ml}}{\text{取样量 ml}} \quad (4-1)$$

4.1.5.1.2血清ALT、AST含量的测定

ALT原理：谷丙转氨酶（ALT）在37℃及pH7.4条件下，作用于丙氨酸及α-酮戊二酸组成的底物，生成丙酮酸及谷氨酸。反应30min后（固定时间）加入2,4-二硝基苯肼（DNPH）盐酸溶液，即中止反应，同时DNPH与酮酸中羰基加成，生成丙酮酸苯腙。苯腙在碱性条件下呈现红棕色，于505nm比读吸光度并计算酶活力。

AST原理：AST/GOT能使α-酮戊二酸和天门冬氨酸移换氨基和酮基，生成谷氨酸和草酰乙酸。草酰乙酸在反应过程中可自行脱羧形成丙酮酸。丙酮酸与2,4-二硝基苯肼反应生成2,4-二硝基苯腙，在碱性溶液中显红棕色。比色后，对照标准曲线，可求得酶的活力单位（汪明明等,2007）。

4.1.5.1.3血清GSH-Px活力的测定

GSH-Px原理：谷胱甘肽过氧化物酶（GSH-Px）可以促进过氧化氢（H2O2）与还原性谷胱甘肽（GSH）反应生成H2O及氧化性谷胱甘肽（GSSG），谷胱甘肽过氧化物酶的活力可用其酶促反应的速度来表示，测

定此酶促反应中还原性谷胱甘肽的消耗，则可求出酶的活力。

测定方法:按GSH-Px活力测定试剂盒说明书。定义0.1mL血清或者1mg蛋白质在37℃下反应5min，扣除非酶促反应作用，使反应体系中GSH浓度降低1μmol/L为一个酶活力单位，按下式计算。

$$组织\ GSH-Px\ 活力（U/mgprot）= \frac{非酶管\ OD-酶管\ OD}{标准管\ OD-空白管\ OD} \times 标准液浓度 \times 稀释倍数 \times 反应时间 \quad (4-2)$$

4.1.5.1.4血清MDA含量的测定

原理：过氧化脂质降解产物中的丙二醛（MDA）可与硫代巴比妥酸（TBA）缩合，形成红色产物，在532nm处有最大吸收峰。

测定方法:采用TBA法，具体操作参照南京建成生物工程研究所MDA测定试剂盒说明书，MDA含量按下式计算。

$$血清\ MDA\ 含量（nmol/ml）= \frac{测定管\ OD-测定空白管\ OD}{标准管\ OD-标准空白管\ OD} \times 标准液浓度 \times 测试稀释倍数 \quad (4-3)$$

4.1.5.2肝脏SOD、GSH-Px活性及MDA含量测定

肝脏中SOD、GSH-Px酶活性及MDA含量均按照试剂盒说明书，用分光光度法测定。

4.1.5.3组织病理学形态观察

取固定的肝组织，石蜡包埋，制成石蜡切片，常规苏木精-伊红（H&E）染色，光镜下观察肝组织病理改变。按肝损伤程度分级，并按等级序值法进行统计学分析。

肝细胞损伤分级:（夏效东等,2006）--:正常肝组织；+:肝细胞气球样变和脂肪变性，范围局限于1/3肝小叶面积内，无肝细胞坏死；++:肝细胞变性范围超过1/3肝小叶面积，但无肝细胞坏死；+++:肝细胞呈点状坏死（坏死细胞少于10个），不计肝细胞变性范围大小；++++:肝组织呈现局灶性坏死（灶内坏死细胞超过10个）。

4.1.6数据处理和统计分析

采用SPSS17.0软件包，多组均数进行方差齐性检验（方差不齐时，经过变量转换达到方差齐性）和单因素方差分析，各组间差异比较采用LSD法。α=0.05为显著性水平。

4.2 结果与分析

4.2.1肝脏指数、脾脏指数、胸腺指数的检测

表4-1的结果表明，肝损伤模型组小鼠腹腔注射 CCl_4 后肝脏指数显著地增高（P<0.05），而花青素低、中、高剂量组则可显著的降低肝脏指数（P<0.05）。

表4-1各组小鼠肝脏指数、脾脏指数、胸腺指数（ $\bar{x}$ *MERGEFORMAT ± s,n=10）
Tab.4-1Comparisonofliverindex,spleenindex,thymusindexeachgroup（ $\bar{x}$ *MERGEFORMAT ± s,n=10）

组别	肝脏指数	脾脏指数	胸腺指数
正常对照组	0.0438 ± 0.0025^b	0.00253 ± 0.0003^c	0.00478 ± 0.0007^b
肝损伤模型组	0.0522 ± 0.0042^a	0.00209 ± 0.0001^c	0.00303 ± 0.0005^c
低剂量组	0.0415 ± 0.0022^b	0.00254 ± 0.0028^{ab}	0.00387 ± 0.0003^d
中剂量组	0.0415 ± 0.0031^c	0.00256 ± 0.0004^{cb}	0.00425 ± 0.0003^{abc}
高剂量组	0.0420 ± 0.0040^c	0.00257 ± 0.0003^{cd}	0.00425 ± 0.0003^{bd}

注a：不同字母表示不同组间的显著性差异（P<0.05）

胸腺是动物体的重要免疫器官，也是T淋巴细胞成熟的场所，脾脏内的巨噬细胞和淋巴细胞也都参与机体免疫活动。因此，胸腺指数和脾脏指数的变化从一个侧面反映了细胞免疫功能的变化情况（贾艳菊等,2010；郭红辉等,2008）。由表4-1可以看出，阳性对照组及花青素低、中、高剂量组小鼠的胸腺指数和脾脏指数与肝损伤模型组相比都有升高的趋势，差异显著。这说明补充一定量的花青素可以促进小鼠免疫器官胸腺的生长，有利于机体免疫功能的提高。

4.2.2蓝莓花青素对小鼠血清氧化应激水平的影响

由表4-2可以看出：CCl_4损伤肝组织后，促进肝细胞内酶的释放，导致模型组小鼠血清的ALT、AST和MDA与正常对照组相比，均显著增高，而SOD活性显著降低（P<0.05）；而各剂量组小鼠血清和模型组比较，ALT、AST和MDA均有所下降，而SOD活性升高，差异性显著。（P<0.05），并且呈现一定的量效关系；但是把模型组和剂量组对比，可以看出剂量组对MDA的降低作用没有ALT和AST显著。

表4-2蓝莓花青素对CC1$_4$急性肝损伤小鼠血清ALT、AST和MDA的影响（$\bar{x} \pm s$，n=10）

Tab.4-2Effectofblueberryanthocyaninson ALT,AST and MDA in serum in acute hepatic inj urymiceinducedbyCC14after4weeks（$\bar{x}$ *MERGEFORMAT $\pm$ s，n=10）

组别	SOD（U/mg）	ALT（U/L）	AST（U/L）	MDA（nmol/mgpr）
正常对照组	201.71 ± 30.51[b]	15.85 ± 1.45[b]	22.32 ± 1.75[c]	8.02 ± 0.34[b]
肝损伤模型组	74.51 ± 14.39[a]	111.45 ± 9.12[a]	94.79 ± 4.21[c]	12.83 ± 1.42[ac]
低剂量组	101.11 ± 16.08[a]	85.66 ± 6.45[ab]	72.89 ± 8.69[d]	11.94 ± 1.06[db]
中剂量组	134.13 ± 18.01[ca]	60.65 ± 4.87[b]	62.12 ± 1.07[ca]	10.97 ± 0.92[c]
高剂量组	167.32 ± 19.53[d]	55.87 ± 5.34[da]	61.7 ± 6.45[cd]	10.02 ± 0.75[bd]

注b：不同字母表示不同组间的显著性差异（P<0.05）

4.2.3蓝莓花青素对小鼠肝组织形态学变化的影响

通过统计学分析，从表4-3中看到，注射CC1$_4$的各组较空白组损伤有显著性差异，且中、高剂量组较模型组损伤有显著性改善。在光镜下观察各组小鼠4周后的肝组织形态（图4-1）。正常对照组，光镜下肝细胞索排列整齐，肝细胞无水肿、无脂肪变性。肝损伤模型组小鼠肝细胞有明显的大范围脂肪变性，细胞内形成大量脂滴，胞浆疏松，呈气球样变，出现核固缩，局部可见点状坏死灶；细胞质解离，炎症细胞浸润明显。低剂量组肝细胞仍可见明显气球样变，其程度和范围均较模型组有所减轻。中剂量组肝细胞内有大量小脂滴形成，未见明显气球样变和核固缩。高剂量仅在中央静脉周围有小范围的脂肪变性，未见明显气球样变。

表4-3蓝莓花青素对CC1$_4$急性肝损伤小鼠肝组织的影响（$\bar{x} \pm s$，n=10）

Tab.4-3Effectofblueberryanthocyaninson liver tissue in acte hepatic injury mice induced b yCC14after4weeks（$\bar{x} \pm s$，n=10）

组别	肝损伤小鼠数					平均等级
	--	+	++	+++	++++	
正常对照组	7	3	0	0	0	7.82[a]
肝损伤模型组	0	0	0	7	3	48.32[c]
低剂量组	0	2	2	4	2	39.56[bc]
中剂量组	0	4	3	3	0	28.65[b]
高剂量组	0	2	7	1	0	28.06[b]

注c：不同字母表示不同组间的显著性差异（P<0.05）

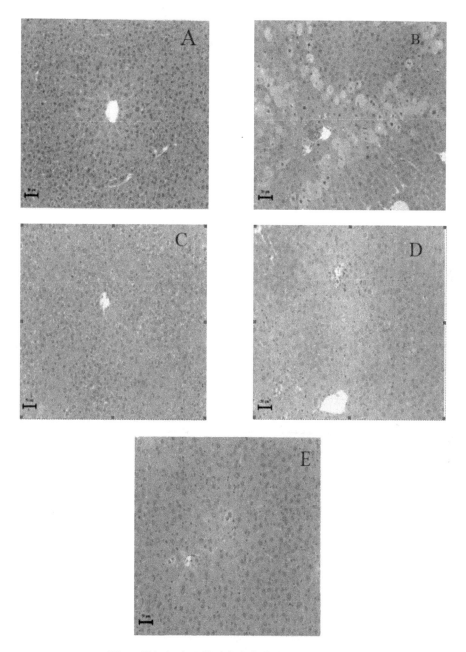

图4-1肝组织病理学形态观察（（H&E,×300）

Fig.4-1Histopathologicexaminationofvariousexperimentalgroupinhepatoxicity（H&E,×300）

注d:A）正常对照组；B）肝损伤模型组；C）低剂量组；D）中剂量组；E）高剂量组

4.2.4蓝莓花青素对小鼠肝组织氧化应激水平的影响

CCl_4致小鼠急性肝损伤后，SOD活性下降，模型组小鼠肝脏和正常对照组相比较，差异性显著（$P<0.05$）；同模型组比较，三个剂量组小鼠肝脏中的SOD、MDA、肝糖原和GSH-Px均有所提高，且高剂量组的GSH-Px维持在较高的水平；与低剂量组比较，中、高剂量组的SOD、MDA、肝糖原和GSH-Px活性显著升高（$P<0.05$），呈现一定的量效关系，说明了一定的剂量依赖性。结果如表4-4所示：

表4-4蓝莓花青素对CCl_4急性肝损伤小鼠肝组织SOD、CAT、GSH-Px和肝糖原活力的影响（$\bar{x} \pm s$, n=10）

Tab.4-4EffectofblueberryanthocyaninsonSOD,CAT,GSH-PxandGlycogeninlivertissueinacutehepaticinjurymiceinducedbyCC14（$\bar{x}$*MERGEFORMAT $\pm s$, n=10）

组别	SOD（U/pr）	CAT（U/mgprot）	Glycogen（mg/g）	GSH-Px（U/mg）
正常对照组	12665.80 ± 655.50^{b}	13.85 ± 0.44^{b}	5.43 ± 1.01^{c}	124.56 ± 10.78^{b}
肝损伤模型组	8958.02 ± 256.03^{a}	10.54 ± 1.03^{a}	2.82 ± 0.45^{c}	60.34 ± 8.78^{c}
低剂量组	9187.21 ± 163.64^{ab}	11.49 ± 0.61^{da}	3.28 ± 0.29^{bd}	70.65 ± 7.25^{d}
中剂量组	10296.81 ± 496.16^{cb}	12.12 ± 1.07^{c}	3.35 ± 0.32^{ea}	86.28 ± 6.95^{cb}
高剂量组	11077.82 ± 511.65^{ca}	12.9 ± 0.83^{dc}	4.43 ± 0.67^{abc}	123.78 ± 7.25^{d}

注e：不同字母表示不同组间的显著性差异（$P<0.05$）

4.3 讨论

氧化和抗氧化的平衡是决定细胞生存的条件，正常机体内，有一套有效的抗氧化防御体系，来防止ROS对机体的损伤，如SOD是组织细胞内主要的抗氧化酶，具有多种生物功能，SOD的活性高低反映了组织细胞清除超氧阴离子的能力；GSH-Px则可以清除由活性氧和-OH诱发的脂质过氧化物，保护细胞膜结构和功能的完整性；而MDA的含量可反映出组织细胞脂质过氧化的程度,间接反映出其损伤的程度（贾艳菊等,2010；张玲等,2010；Erhardtetal.,2007）。

CCl_4 所致肝损伤模型是传统的肝毒模型,其对肝损伤的毒性作用机制在于通过脂质过氧化作用进行的。CCl_4 在肝微粒体细胞色素P450酶激活下产生活性自由基 CCl^{+3},CCl^{+3} 可进一步与氧反应,形成具有更强反应活性自由基的 CCl_3O,这些自由基可与肝细胞内大分子发生共价结合,也可与肝细胞膜不饱和脂肪酸发生脂质过氧化,损伤肝细胞膜的结构和功能,使膜通透性升高,导致细胞肿胀坏死（Osanai et al.,2011；Siebler et al.,2008）。它能准确反映肝细胞在接触化学性物质后肝脏功能、代谢及形态学变化,常用于解释某些肝脂肪变性的发病机制。

本研究采用腹腔注射 CCl_4 成功建立小鼠急性肝损伤模型。研究表明,蓝莓花青素能改善 CCl_4 损伤肝细胞引起的肝转氨酶活性升高,减轻肝组织的病理学损伤,蓝莓花青素还能降低脂质过氧化增高的程度,增强抗氧化酶活性。本研究结果与前人采用其他来源如紫甘薯（Wang and Lin,2000）、葡萄（Zhang et al.,2009）的花青素提取物为原料得到的研究结果相一致。

4.3.1蓝莓花青素对小鼠血清肝酶水平和肝组织病理形态学的影响

肝细胞受损后,胞膜破裂,细胞中的肝酶大量释放出来,引起血液中ALT和AST含量增高,可认为,肝酶的活性反映了肝细胞的损伤程度（常徽等,2007；焦中高等,2003）。本研究发现,喂食蓝莓花青素,能明显抑制 CCl_4 引起的血清中AST和ALT的上升,减轻小鼠肝细胞的损伤程度,从而保护细胞膜的完整性。Lykkesfeldt等（2007）曾报道 CCl_4 引起的肝损伤中,光镜下观察病理学肝组织切片,会发现大范围的脂肪变性,本研究显示出相似的结果,并发现喂食了蓝莓花青素的小鼠肝细胞变性、坏死和炎症等损伤与模型组相比均明显减轻。

4.3.2蓝莓花青素对小鼠氧化应激水平的影响

不少研究证实花青素具有较强抗氧化作用。张静等（2011）发现富含花青素的桑椹粗提物CMA是一种良好的抗氧化剂,当其浓度达到0.40mg/mL时,与同浓度的Vc具有相同的DPPH·清除。李莹等（2004）曾报道葡萄提取物清除DPPH的 IC_{50} 值为40μg/mL.段玉清（2007）发现黑高粱中花青素抗氧化活性为 $52^-400\mu molTE/g$,与花青素含量成良好的线性关系。另有学者发现姜黄素对体外Fe2+引发的卵磷脂脂质体体系中脂质过氧化有明显抑制作用（张静，2011），优于抗坏血酸。徐曼等（2010）测定出落叶松花青素的氧自由基清除活性值（ORAC）值为4.62U/ml，强于同浓度的Vc，对DPPH·也具有较强的清除能力；并通过体外实验证实，落叶松花青素可增强37℃孵育后肝匀浆中谷胱甘肽过氧化物酶（GSH-Px）的活力、抑制37℃孵育后H_2O_2诱导的脂质过氧化产物MDA的生成和红细胞溶血。高永贵等（2010）证实了矢车菊素3-O-葡萄糖苷能抑制由肝脏缺血再灌注损伤引起的AST、ALT活性的增高，还能抑制大鼠血清脂质过氧化，显著升高抗氧化剂GSH的含量，增强GSH-Px活性。

肝细胞膜脂质过氧化是CCl_4诱导肝损伤的主要机制之一（陈箫鸿等,2005；李春阳等,2006）。在本项研究中，蓝莓花青素能降低脂质过氧化产物MDA的升高，增强抗氧化酶SOD、GSH-Px的活性；提高机体的总抗氧化能力T-AOC，升高肝脏内抗氧化剂GSH的含量。喂食蓝莓花青素的高剂量组小鼠血清MDA含量较正常对照组低，说明蓝莓花青素具有较强的抗氧化活性，能较好改善机体自身脂质过氧化程度。可以推测，蓝莓花青素对CCl_4诱导的肝损伤的保护作用与其抗氧化活性有关。

肝细胞的修复和再生能力使得肝脏有一定抵御毒性物质的能力（陶令霞等,2008）。蓝莓花青素作为一种有效的抗氧化剂，能抑制肝脏脂质过氧化，促进组织再生。

本研究结果提示:蓝莓花青素对CCl_4所致的化学性急性肝损伤小鼠有较好的保护作用。蓝莓花青素不仅可以保护细胞膜的完整性，而且能增强肝组织的修复和再生能力。花青素的清除自由基抗氧化活性可能是其减轻CCl_4对机体的损伤，最终达到对肝组织的保护作用的重要机制。

4.4 小结

小鼠摄入蓝莓花青素后的低（0.5g/kgbw）、中（1.0g/kgbw）、高（2.0g/kgbw）剂量组经CCl_4诱导的急性肝损伤小鼠的肝酶活性较模型组显著降低（$P<0.05$），血清和肝脏中丙二醛（MDA）的生成量显著减少（$P<0.05$），超氧化物歧化酶（SOD）、谷胱甘肽过氧化物酶（GSH-Px）活性明显增强（$P<0.05$），肝脏组织的总抗氧化能力（T-AOC）显著提高（$P<0.05$）；由CCl_4引起的肝脏组织气球样变、脂肪变性，炎症浸润等病理学损伤，喂食蓝莓花青素后，均可得到明显改善。

5. 蓝莓花青素对 CCl$_4$ 损伤 L-02 肝细胞的保护研究

　　肝细胞损伤是各种肝脏疾病的病理基础，防治肝细胞的损伤是预防和治疗肝病的重要的环节。在前面的章节中，我们通过整体动物模型证实了蓝莓花青素能够保护CCl$_4$所致的小鼠急性肝损伤。但传统的动物模型存在个体差异大、实验条件不易控制、不易观察指标、影响因素多等不利因素,已远远不能满足亚细胞和分子水平上研究的需要。相比较而言,细胞模型能较好地克服个体差异的影响,容易控制实验条件,更能针对性地研究细胞水平上的发病机理（Yi et al.,2006；Mazza et al.,2002）。

　　本实验以 MTT 法观察不同剂量的 CCl$_4$ 作用 L-02 细胞不同时间对其存活率的影响，并测定 CCl$_4$ 作用不同剂量、不同时间时 L-02 细胞肝酶活性的变化和因 CCl$_4$ 损伤所致 MDA 含量的变化，确定 CCl$_4$ 细胞毒性的最佳作用时间和浓度，建立人肝细胞 CCl$_4$ 损伤模型。且观察不同剂量的蓝莓花青素作用48h后，对 CCl$_4$ 损伤的 L-02 肝细胞氧化系统的保护程度；观察不同剂量的花青素单体 C3G、M3G、C3R 作用 48h 后，对 CCl$_4$ 损伤的 L-02 肝细胞氧化系统的保护作用，确定起主要作用的花青素单体；并通过克隆形成抑制实验观察确定的花青素单体对 L-02 肝细胞的生长抑制作用，碘化丙锭（PI）单染色检测细胞周期改变，AnnexinV-FITC/PI 双染流式细胞术检测细胞凋亡水平，免疫印迹法（Western blotting）检测调控细胞凋亡中的关键蛋白 Caspase-3 的含量变化。初步探讨蓝莓花青素保护 CCl$_4$ 损伤的肝细胞及其可能作用机制，以期为蓝莓的深加工提供理论依据和支持。

5.1 材料与方法

5.1.1材料与试剂

蓝莓花青素粉末：本实验室纤维素酶辅助三氟乙酸-甲醇溶液从蓝莓果

中提取，AmberliteXAD-7大孔树脂提纯，旋转蒸发，冷冻干燥后备用；

L-02人正常肝细胞株购自上海生物科学细胞资源中心；

BDFalcon™流式细胞管购自美国BD公司；

25cm² 细胞培养瓶、Costar12孔板、24孔板、96孔板均购自美国 Sigma 公司；

柯达BY医用X射线胶片,购自佛山市柯圣感光材料销售公司；

Caspase-3抗体购自美国CellSignalingTechnology公司；

DMEM培养基、胰蛋白酶-EDTA消化液、特级胎牛血清、青霉素和链霉素原液、二甲基噻唑二苯基四唑溴盐（MTT）、二甲基亚矾（DMSO）、核糖核酸酶（RnaseA）、BCA蛋白浓度测定盒、细胞裂解液（RIPA）购自中科院生物医学工程研究所；

丙二醛（MDA）、谷草转氨酶（AST）和谷丙转氨酶（ALT）等试剂盒购自南京建成生物工程研究所；

溴酚蓝、吐温20、乙醇、CCl_4、NaCl、KCl、$Na_2HPO_4.H_2O$、KH_2PO_4、丙烯酰胺、Tris-base、浓盐酸溶液、甘氨酸、β-巯基乙醇、甘油、甲醇、冰醋酸都是分析纯,购自北京蓝弋试剂有限公司；

脱脂奶粉,购自内蒙古伊利有限公司；

蛋白marker（分子量15～100KD），过硫酸铵（AP），甲叉双丙烯酰胺、十二烷基硫酸钠（SDS），N,N,N,N-四甲基乙二胺（TEMED）等色谱纯购自美国Sigma公司；

硝酸纤维素膜（NC膜）购自日本同仁化学研究所；

AnnexinV-FITC凋亡检测试剂盒、碘化丙啶（PI）购自南京博尔生物科技有限公司；

GAPDH，Opti-MEM购自美国Gibco公司；

脂质体LipofectamineTM2000购自美国Invitrogen公司；

定影液、显影液、ECL发光液购自日本Pierce公司。

5.1.2实验仪器

A/B31285超净工作台（美国Forma公司）；FormaSeriesCO2恒温培养箱（美国Thermo公司）；OlympusX70倒置显微镜（日本Olympus公司）；BiofugeStratos台式高速冷冻离心机（北京中西远大科技有限公司）；ZDX-35BI型座式自动电热压力蒸汽灭菌器（上海申安医疗器械厂）；ULT-80oC超低温冰箱（美国Therm公司）；雷磁ZD-2pH计（上海精密科学仪器有限公司）；CN61M/UV754紫外可见分光光度计（上海光谱仪器有限

公司）；PowerPac Basic型通用电泳仪（美国BIO-RAD公司）；ZF-288凝胶成像仪（美国BIO-RAD公司）；X35高清数码相机（日本Sony公司）；FACSCalibur 流式细胞仪（美国BD公司）；9602A酶标仪（北京艾普生物设备有限公司）；WL.71-AX-IIX射线摄影暗匣（上海爱宝医疗器械公司）。

5.2 试验方法

5.2.1 主要试剂的配制

（1）蓝莓花青素溶液的制备

准确称取样品，用含血清的DMEM培养基溶解配成应用液。

花青素单体溶液的配制

第二章分离的三种花青素单体:锦葵色素-3-半乳糖苷（M3G）、矢车菊素-3-葡萄糖苷（C3G）、矢车菊素-3-芸香苷（C3R）,用加血清的DMEM培养基溶解配成应用液，并按所需终浓度进行稀释。

PBS缓冲液

准确称取NaCl8.0g，KCl0.2g，$Na_2HPO_4.H_2O1.56g$，$KH_2PO_40.2g$，溶纯净水中，定容至1000mL，调pH至7.4,过滤除菌，4℃保存。

（4）胰蛋白酶溶液

准确称取0.25g胰蛋白酶，加入PBS，完全溶解后，定容至100mL，过滤除菌，4℃保存。

（5）二甲基噻唑二苯基四唑溴盐（MTT）（5mg/mL）

250mgMTT溶于50mLPBS，磁力搅拌30min充分溶解后，用双层0.22μm的微孔滤膜过滤除菌，分装，4℃保存。

（6）细胞冻存液

以70%DEME为基础液，加入20%血清和10%DMSO，经过滤除菌后，4℃保存备用。

（7）丙烯酰胺单体贮液（30%Acr-Bis）

29.1g丙烯酰胺（Acrylamide），0.90g甲叉双丙烯酰胺（Bis-acrylamide），溶于100mL高纯水，过滤，用棕色瓶在4℃下备用，可保存1-2月。

（8）浓缩胶缓冲液贮液（1.0mol/LTris-HCl，pH6.8）

6.06gTris溶解在40mL纯水中，用4mol/LHCl调解pH至6.8，再用纯水定容50mL，4℃下保存。

（9）分离胶缓冲液贮液（1.5mol/LTris-HCl，pH8.8）

9.08gTris溶解在40mL纯水中，用4mol/LHCl调解pH至8.8，再用纯水定容50mL，4℃下保存。

（10）1.0mol/LTris-HCl（pH7.5）

6.06gTris溶解在40mL纯水中，用4mol/LHCl调解pH至7.5，再用纯水定容50mL，4℃下保存。

（11）20%Tween-20溶液

准确称取20.0mLTween-20液体,加纯水至100mL,混匀后4oC保存。

（12）10%SDS

称取SDS10g（室温低时可水浴溶解），纯水定容100mL，室温保存。

（13）10%过硫酸铵（Ap）

Ap0.5g加纯水5mL，现用现配。

（14）10%TEMED

0.1mLTEMED，加0.9mL纯水，现用现配。

（15）聚丙烯酰胺凝胶电泳中分离胶与浓缩胶的配制（Sánchez-Moreno,2009）

表5-112%分离胶及4%浓缩胶配制

Tab.5-1Preparationof12%separationglueand4%spacergel

成分	12%分离胶用量/mL	4%浓缩胶用量/mL
丙烯酰胺单体贮液	4.000	0.830
分离胶缓冲液贮液	2.500	-
浓缩胶缓冲液贮液	-	0.630
超纯水	3.320	3.410
10%十二烷基硫酸钠（SDS）溶液	0.100	0.050
10%过硫酸铵（Ap）溶液	0.070	0.070
N,N,N,N-四甲基乙二胺（TEMED）	0.010	0.010
总量	10.00	5.000

（16）还原型SDS上样缓冲液的配制

表5-2SDS上样缓冲液的配制
Tab.5-2PreparationofSDSlaodingbuffer

成分	所用量
10%SDS	4mL
1.0mol/LTris-HCl（pH6.8）	1.25mL
β-巯基乙醇	1.2mL
溴酚蓝	0.025g
丙三醇（甘油）	2.5mL
定容体积	20mL

（17）电极缓冲液和转移缓冲液配制

表5-3电极缓冲液和转移缓冲液配制
Tab.5-3Preparationofelectrodebufferandtransferbuffer

成分	电极缓冲液	转移缓冲液
甘氨酸	11.5g	14.4g
SDS	0.8g	–
Tris	2.4g	3.0g
定容体积	1L	1L

（18）Tris-HCl缓冲盐溶液（TBS）

称取5mL1.0mol/LTris-HCl（pH7.5）溶液及4.4gNaCl,用纯净水定容到500mL。

（19）Tris-HCl-Tween缓冲盐溶液（TBST）

称取1.5mL20%Tween-20溶液,与500mLTBS溶液混匀后使用,室温保存。

（20）封闭液的配制

准确称取5g脱脂奶粉,用（TBST）溶液定容到100mL,室温保存。

（21）一抗稀释液的配制

量取5μL一抗用5mL封闭液进行稀释,并加入叠氮钠溶液（浓度0.1%）,4℃下保存。

（22）二抗稀释液的配制

量取1μL一抗用5mL封闭液进行稀释,4℃下保存。

5.2.2细胞传代培养

人胚胎正常肝细胞株L-02细胞株，于10%新生小牛血清、链霉素（100μg/mL）、青霉素钠（100U/mL）、pH7.2的DMEM培养液，在5%CO2饱合湿度，37℃条件下常规培养，取对数生长期细胞进行各项实验。

取培养瓶中生长状态良好的细胞，先用PBS洗2遍（第一次取5mLPBS，轻轻晃动培养瓶后吸出清洗液，第二次取10mL重复操作），然后加入胰蛋白酶-EDTA混合消化液5mL消化。待细胞变圆，培养瓶中上层有较多漂浮细胞时，此时马上加入5mL含血清的DMEM培养基中止消化，将培养瓶中细胞悬液转移到离心管中，800r/min离心3min后吸去上清液，此时加入10mL新鲜含血清的DMEM培养基，用吸管将细胞轻轻来回上下吸取混匀，将此时细胞悬液分三份各3mL加入到三个事先放入7mL培养基的培养瓶中，传代完成（Tianetal.,2005；Jinetal.,2009）。

5.2.3细胞的冻存与复苏

细胞的冻存采用梯度降温冻存。冻存管置于4℃，30min；-20℃，30min；最后放入-80℃冰箱冻存；细胞的复苏方法为：取出冻存管后，迅速投入37~38℃水浴中，使其融化（1min左右），然后按照1:10（V:V）加入DMEM稀释，低速离心后去上清，加入新鲜培养液进行常规培养。刚复苏的细胞，其生长略受影响，传代后逐步恢复正常（AymanandShesha,2008）。

5.2.4细胞的增殖抑制实验

采用MTT比色法分析细胞活力:MTT比色法，是一种检测细胞存活和生长的方法。其检测原理为活细胞线粒体中的琥珀酸脱氢酶能使外源性MTT还原为水不溶性的蓝紫色结晶甲瓒（Formazan）并沉积在细胞中，而死细胞无此功能。二甲基亚砜（DMSO）能溶解细胞中的甲瓒，用酶联免疫检测仪在570nm波长处测定其光吸收值，可间接反映活细胞数量。在一定细胞数范围内，MTT结晶形成的量与细胞数成正比。该方法已广泛用于一些生物活性因子的活性检测、大规模的抗肿瘤药物筛选、细胞毒性试验以及肿瘤放射敏感性测定等。MTT法只能用来检测细胞相对数和相对活力，但不能测定细胞绝对数。它的特点是灵敏度高、经济（EvrendilekandZhang,2005；Walkling-Ribeiro,2008）。

5.2.4.1CCl₄处理L-02肝细胞损伤模型的建立

5.2.4.1.1细胞分组及处理

取对数生长期 L-02 的细胞，胰酶-EDTA 消化，用含 10% 血清的 DMEM 培养液调成单细胞悬液，接种于 96 孔、24 孔细胞培养板中，37℃，5%CO₂ 培养 24h。分为 7 组：正常对照组（无 CCl₄ 处理）、CCl₄ 模型组（5mmol/L）、CCl₄ 模型组（10mmol/L）、CCl₄ 模型组（15mmol/L）、CCl₄ 模型组（20mmol/L）、CCl₄ 模型组（25mmol/L）、CCl₄ 模型组（30mmol/L）。

5.2.4.1.2CCl₄处理时间及浓度对细胞活力的影响

取对数生长期L-02细胞，胰蛋白酶消化，用含10%血清的DMEM培养液调成浓度为5×10⁴/mL的单细胞悬液，于96孔细胞培养板中加入细胞悬液，每孔100μL，将培养板置于CO₂培养箱中培养24h。取出培养板，加入不同浓度CCl₄，在5%CO₂，37℃条件下分别培养3h、6h、9h、12h、24h后，每孔加入MTT（5mg/mL）20μl，37℃继续培养，4h后小心吸弃孔内培养上清液，每孔加入150μlDMSO，反复吹打，使结晶物充分溶解。用酶联免疫检测仪370nm下测定各孔吸光度。按下式计算细胞存活率：

$$存活率（\%）= \frac{处理组吸光度 - 空白对照组吸光度}{正常对照组吸光度 - 空白对照组吸光度} \times 100\% \quad (5-1)$$

5.2.4.2蓝莓花青素对CCl₄损伤L-02肝细胞保护作用及氧化应激的影响

5.2.4.2.1细胞分组及处理

取对数生长期 L-02 的细胞，胰蛋白酶消化，用含 10% 血清的 DMEM 培养液调成单细胞悬液，接种于 96 孔细胞培养板中，37℃，5%CO₂ 培养 24h。分为以下几组：(1)正常对照组：无 CCl₄ 处理;（2）CCl₄ 模型组（20mmol/L）；（3）蓝莓花青素（20μg/mL）+CCl₄组；（4）蓝莓花青素（40μg/mL）+CCl₄组；（5）蓝莓花青素（80μg/mL）+CCl₄组；（6）蓝莓花青素（120μg/mL）+CCl₄组。

5.2.4.2.2细胞活力检测

将生长良好的L-02细胞制备成5×10⁴/mL的细胞悬液，按每孔100μL接种于96孔板，置37℃，5%CO₂孵育24h。细胞分组同5.2.4.2.1，培养48h后，除正常组外，其他各组加入CCl₄，继续培养6h后，每孔加入20μL，置于37℃，5%CO2培养箱孵育4h后，小心吸弃孔内培养上清液，每孔加入150μLDMSO，反复吹打，使结晶物充分溶解。用酶联免疫检测仪570nm下测定各孔吸光度。

5.2.4.2.3肝酶活性

取对数生长期L-02细胞，胰蛋白酶消化，用含10%血清的DMEM培养液调成浓度为5×10^4/mL的单细胞悬液，于24孔细胞培养板中加入细胞悬液，每孔1.5mL，将培养板置于CO2培养箱中培养24h。取出培养板，细胞分组同5.2.4.2.1，培养48h后，除正常组外，其他各组加入CCl$_4$，继续培养6h后，取上清液测定AST、ALT活力。

5.2.4.2.4细胞氧化还原体系内MDA含量

将生长良好的L-02细胞制备成浓度为5×10^4/mL的单细胞悬液，按每孔1.5mL接种于24孔板，置37℃，5%CO$_2$孵育24h。细胞分组同5.2.4.2.1，培养48h后，除正常组外，其他各组加入CCl$_4$，继续培养6h后，收集上清液,测定MDA活力。

5.2.4.3三种花青素单体对CCl$_4$损伤L-02肝细胞的保护及氧化应激的影响

5.2.4.3.1细胞分组及处理

取对数生长期L-02的细胞，胰蛋白酶消化，用含10%血清的DMEM培养液调成单细胞悬液，接种于96孔细胞培养板中，37℃，5%CO$_2$培养24h。分为以下几组：（1）正常对照组:无CCl$_4$处理；（2）CCl$_4$模型组（20mmol/L）；（3）M3G（20μg/mL）+CCl$_4$组；（4）M3G（40μg/mL）+CCl$_4$组；（5）M3G（80μg/mL）+CC14组；（6）M3G（120μg/mL）+CCl$_4$组；（7）C3G（20μg/mL）+CCl$_4$组；（8）C3G（40μg/mL）+CCl$_4$组；（9）C3G（80μg/mL）+CCl$_4$组；（10）C3G（120μg/mL）+CCl$_4$组；（11）C3R（20μg/mL）+CCl$_4$组；（12）C3R（40μg/mL）+CCl$_4$组；（13）C3R（80μg/mL）+CCl$_4$组；（14）C3R（120μg/mL）+CCl$_4$组.

5.2.4.3.2细胞活力

测定指标和方法同5.2.4.2.2

5.2.4.3.3肝酶活性

测定指标和方法同5.2.4.2.3

5.2.4.3.4细胞氧化还原体系内MDA含量

测定指标和方法同5.2.4.2.4

5.2.5细胞凋亡的检测方法

5.2.5.1PI单染色流式细胞术检测细胞亚二倍体百分率和细胞周期

细胞周期（cellcycle）是指细胞从一次分裂完成开始到下一次分裂结束所经历的全过程，分为DNA合成前期（G1期）、DNA合成期（S期）、DNA合成后期（G2期）和细胞分裂期（M期）四个阶段,细胞周期模式图如图5-1

所示:

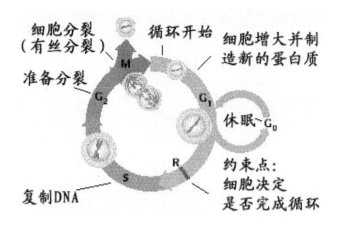

图5-1细胞周期模式图

Fig.5-1Patternofcellcycle

细胞内的DNA含量会随着细胞周期进程发生周期性变化,比如G_1期的DNA含量为2C,到G_2期的DNA含量变为4C。利用PI单染色流式细胞术的方法检测细胞内的DNA相对含量,可分析得到细胞周期各时期的百分比。具体步骤如下:

细胞培养:将对数生长期的细胞接种于12孔板中,等细胞融合度达到60%左右时加药

处理,在5%CO_2培养箱中,37℃下培养。

细胞收集:加入花青素单体C3G培养48h后,除正常组外,其他各组加入CCl_4,继续培

养12h后,吸净上清液,用PBS洗2遍,加入胰蛋白酶消化3-4min后,用含10%血清的DMEM培养液终止消化,反复吹打后将细胞转移到无菌试管中,4℃下1000r/min离心5min,弃上清,收集细胞。

（3）细胞固定:加入3mL预冷PBS来重悬细胞,4℃下1000r/min离心5min,吸净上清液,再加入0.5mL预冷PBS来轻摇下细胞,使细胞变成单个,逐滴加入预冷的70%的乙醇（-20℃）2.5mL，放入-20℃冰箱固定至少24h。

（4）细胞标记:取出固定的样品,4℃下1000r/min离心5min,弃上清；加入3mL预冷PBS,1000r/min离心5min,收细胞（重复1-2次,除乙醇）；加入10μl,1mg/mL的RNaseA酶,37℃培养1h；再加入20μl,10μg/mL碘化丙啶（PI），4℃避光染色30min；最后过400目细胞筛网过滤,上流式细胞仪,激发波长488nm,测定细胞凋亡率。

5.2.5.2AnnexinV-FITC/PI双染色流式细胞仪检测细胞早期凋亡

AnnexinV和PI双染的原理为细胞凋亡早期位于细胞膜内侧的磷脂酰丝氨（PS）迁移至细胞膜外侧。AnnexinV为一种钙依赖性磷脂结合蛋白，与PS具有高度亲和力。因此，可检测暴露在细胞膜表面的PS。故利用AnnexinV，并将其以荧光素FITC标记，同时结合PI单染法进行凋亡细胞双染，然后以流式细胞仪或荧光显微镜检测凋亡细胞。该法是检测细胞凋亡，尤其是早期凋亡较敏感和特异的方法。具体步骤如下：

（1）细胞培养:同5.2.5.1方法。

（2）细胞收集:同5.2.5.1方法。

（3）细胞洗涤:加入3mL预冷PBS来重悬细胞1-2次,4℃下1000r/min离心5min,吸净上清液。

（4）用蒸馏水将5×BindingBuffer稀释成1×BindingBuffer,然后加入0.5mL1×BindingBuffer来悬浮细胞,并移入流式细胞管中。

（5）AnnexinV-FITC标记:加入10μlAnnexinV-FITC染色液混匀后,避光,室温放置20min。

（6）PI标记:上机前5min加入10μlPI液进行染色。

（7）应用流式细胞仪分析。采用488nm激发,用515nm波长的通带滤器检测FITC荧光,用>575nm的滤器检测PI。

5.2.5.3克隆形成抑制实验

细胞收集同5.2.5.1的方法,PBS洗涤细胞2次后，加入V甲醇:V冰醋酸=3:1的混合液，固定10min，Giemsa染色,30min后，流水冲洗5min，数码相机拍照。

5.2.6SDS-PAGE与Westernblotting

5.2.6.1细胞总蛋白提取

（1）倒掉细胞瓶中的培养基，PBS洗两次，加入1mL胰蛋白酶消化细胞5min，加入5mL培养基中和胰酶，反复吹打细胞使成单细胞悬液；转移至10mL离心管，1000rpm，4℃下离心5min；弃去上清,

（2）加入200μl细胞裂解液（PMSF:RIPA=1:100），转移至1.5mL离心管，冰上裂解30min，每10min混匀一次；

（3）裂解完后,12000rpm4℃下离心15min,吸取上清液到另一个1.5mL离心管中；-80℃下保存。

5.2.6.2BCA法测定蛋白的浓度

根据BCA试剂盒操作说明，用牛血清白蛋白（BSA）标准品进行一系列的稀释，取得不同的蛋白浓度，通过酶标仪测定各种浓度蛋白在570nm处的

吸光度，以A570表示，以蛋白浓度为横坐标、A570为纵坐标制作BSA标准曲线，根据待测样本的吸光度值及稀释倍数计算重组蛋白的浓度，并依据所得蛋白总体积计算产量。

5.2.6.3 SDS-PAGE

（1）配胶

12%分离胶及4%浓缩胶的配制如表5-1所示；

（2）灌胶与上样

①玻璃板对齐后放入夹中卡紧。然后垂直卡在架子上准备灌胶。

②按前面方法配6%分离胶，加入TEMED后立即摇匀即可灌胶。灌胶时，可用10mL

枪吸取5mL胶沿玻璃放出，待胶面升到绿带中间线高度时即可。然后胶上加一层水，

液封后的胶凝得更快。

③当水和胶之间有一条折射线时，表明分离胶已凝。再等3min使胶充分凝固，此时倒去上层水，并用吸水纸将水吸干。

④按前面方法配丙烯酰胺凝胶电泳的浓缩胶,加入TEMED后立即摇匀即可灌胶。将剩余空间灌满浓缩胶然后将梳子插入浓缩胶中。灌胶时也要使胶沿玻璃板流下以免胶中有气泡产生。插梳子时要使梳子保持水平。由于胶凝固时体积会收缩减小，从而使加样孔的上样体积减小，所以在浓缩胶凝固的过程中要及时在两边补胶。待到浓缩胶凝固后，两手分别捏住梳子的两边竖直向上轻轻将其拔出。

⑤用水冲洗一下浓缩胶，将其放入电泳槽中。

⑥测完蛋白含量后，计算含40μg蛋白的溶液体积即为上样量。取出上样样品至0.5mL离心管中，加入5×SDS上样缓冲液。随后将样品于沸水中煮10min使蛋白变性。

⑦上样时采用微量进样器，将加样器针头插至加样孔中缓慢加入样品。

（3）电泳

电泳时间5h，电压设定在40V。电泳至溴酚蓝刚跑出即可终止电泳，进行转膜。

5.2.6.4 转膜

（1）转一张膜需准备6张7.0～8.3cm的滤纸和1张7.3～8.6cm的硝酸纤维素（NC）膜。切滤纸和膜时戴手套，将切好的硝酸纤维素膜置于水上浸2h后使用；

（2）在加有转移液的搪瓷盘里放入转膜用的夹子、两块海绵垫、一支玻棒、滤纸和浸过的膜。

（3）将夹子打开使黑的一面保持水平。在上面垫一张海绵垫，用玻棒来回擀几遍以擀走里面的气泡。在垫子上垫三层滤纸，一手固定滤纸一手用玻棒擀去其中的气泡。

（4）先将玻璃板动作轻柔地撬开，除去小玻璃板后，将浓缩胶轻轻刮去，注意避免把分离胶刮破。小心剥下分离胶盖于滤纸上，用手调整使其与滤纸对齐，轻轻用玻棒擀去气泡。将膜盖于胶上，要盖满整个胶并除气泡。在膜上盖3张滤纸并除去气泡。最后盖上另一个海绵垫，擀几下就可合起夹子。整个操作在转移液中进行，要不断的擀去气泡。膜两边的滤纸不能相互接触，接触后会发生短路。

（5）将夹子放入转移槽槽中，要使夹的黑面对槽的黑面，夹的白面对槽的红面。电转移时会产热，在槽的一边放置冰块来降温。用60V转移3h。

5.2.6.5免疫印迹法

（1）封闭:转完后将膜用去离子水冲洗一次，然后将NC膜放入含5%脱脂奶粉封闭液中，室温下摇床振荡封闭1h；

（2）与一抗结合:将封闭好的NC膜放到一抗稀释液中，4°C孵育过夜,TBST洗脱液洗脱10min,清洗3次；

（3）与二抗结合:将结合了一抗的NC膜放到二抗稀释液中,室温下摇床振荡2h,TBST洗脱液洗脱10min,清洗3次,然后进行化学发光反应；

（4）化学发光，显影，定影:

①将A和B两种试剂在保鲜膜上等体积混合；1min后，将膜蛋白面朝下与此混合液充分接触；1min后，将膜移至另一保鲜膜上，去尽残液，包好，放入X-光片夹中。

②在暗室中，将1×显影液和定影液分别倒入塑料盘中；在红灯下取出X-光片，用切纸刀剪裁适当大小；打开X-光片夹，把X-光片放在膜上，一旦放上，便不能移动，关上X-光片夹，开始计时；根据信号的强弱适当调整曝光时间，一般为1min或5min，也可选择不同时间多次压片，以达最佳效果；曝光完成后，打开X-光片夹，取出X-光片，迅速浸入显影液中显影，待出现明显条带后，即刻终止显影。显影时间为1~2min；显影结束后，马上把X-光片浸入定影液中，定影时间一般为5~10min，以胶片透明为止；用自来水冲去残留的定影液后，室温下晾干。

5.2.7数据处理和统计分析

采用SPSS17.0软件包，多组均数进行方差齐性检验（方差不齐时，经过变量转换达到方差齐性）和单因素方差分析，各组间差异比较采用LSD

法。 $\alpha=0.05$ 为显著性水平。所有数据均以 $\bar{x} \pm s$ 表示。

5.3 结果与分析

5.3.1 CCl_4 作用不同浓度、时间对细胞L-02存活率的影响

随 CCl_4 作用时间及浓度增加，肝细胞存活率下降。当 CCl_4 作用浓度为30mmol/L时，肝细胞大部分死亡，24h内仅剩20%存活；当作用浓度为20mmol/L时，6h内存活率为80%，此时继续作用6h后存活率仅剩为50%；当作用浓度为10mmol/L时，L-02细胞随 CCl_4 作用时间增加而降低，21h内存活率从95%（3h）下降到60%；此时若继续降低 CCl_4 作用浓度，3-24h内细胞存活率变化缓慢。变化结果如图5-2所示：

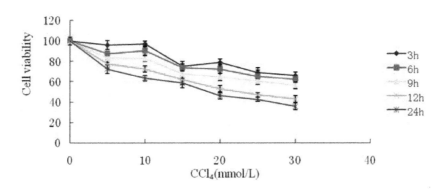

图5-2 CCl_4 作用不同浓度、时间对细胞L-02存活率的影响
Fig.5-2EffectsonL-02cellsurvivalrateinducedbyCC14atdifferentconcentrationsandtimes

在本研究中，可选择 CCl_4 诱导小鼠肝细胞损伤的最适损伤浓度为20mmol/L，损伤时间为6h。经细胞活力和细胞培养上清液中肝酶活性检测等相关指标证明，该模型是较为理想的肝细胞氧化应激损伤模型，可进一步用于研究活性物质的保肝作用。

5.3.2蓝莓花青素对 CCl_4 损伤L-02细胞的保护及氧化应激影响

由表5-4可以看出，用MTT法测出的细胞存活率表明，和正常对照组相

比，模型组中的细胞存活率明显要低，差异性显著（P<0.05）；通过加入不同梯度浓度的蓝莓花青素后，和模型组比较，存活率升高，差异性显著（P<0.05），且随着加入花青素浓度的升高，存活率也随之提高。

从表中还可以得出，一定剂量的蓝莓花青素能够降低CCl₄导致的L-02肝细胞的AST和ALT的产生，并且能显著降低MDA含量。和正常对照组相比，模型组中的AST、ALT和MDA水平明显要低，差异性显著（P<0.05）；通过加入不同梯度浓度的蓝莓花青素后，和模型组比较，AST、ALT和MDA含量升高，差异性显著（P<0.05），且随着加入的花青素浓度的升高，抑制率也随之提高。

表5-4蓝莓花青素对CCl₄损伤L-02细胞的存活率以及对AST、ALT、MDA水平影响（$\bar{x}$ *MERGEFORMAT ± s,n=10 ）

Tab.5-4Effectsofblueberryanthocyaninsoncellviability,ASTandALTactivities,MDAcontentofL-02cellsinjuredbyCC14（ $\bar{x}$ *MERGEFORMAT ± s,n=10 ）

组别	剂量（μg/mL）	存活率（%）	AST（U/L）	ALT（U/L）	MDA（nmol/mL）
正常对照组	0	97.19 ± 2.02[a]	28.61 ± 5.55[e]	21.64 ± 3.36[e]	0.84 ± 0.07[d]
CCl₄模型组	0	45.44 ± 2.99[f]	113.02 ± 6.38[b]	90.43 ± 2.42[a]	2.53 ± 0.08[a]
BA	40	46.51 ± 1.43[d]	112.01 ± 7.35[a]	87.21 ± 6.02[b]	2.44 ± 0.04[b]
	60	53.69 ± 0.79[e]	111.79 ± 2.17[e]	81.21 ± 9.94[b]	2.24 ± 0.03[e]
	80	62.44 ± 2.54[a]	96.41 ± 4.73[b]	72.21 ± 8.47[b]	2.14 ± 0.03[b]
	120	79.70 ± 4.43[b]	72.41 ± 6.11[a]	42.21 ± 7.57[a]	1.85 ± 0.06[d]

注f：不同字母表示不同组间的显著性差异（P<0.05）

5.3.3花青素单体对CCl₄损伤L-02细胞的保护及氧化应激影响

5.3.3.1细胞活力和细胞肝酶活性

CCl₄对肝细胞有明显的损伤作用，较正常组，模型组L-02细胞存活率显著降低（P<0.05），预先加入不同浓度的三种花青素单体C3G、C3R、M3G孵育，均表现出对该损伤一定的保护性抑制作用。花青素单体各保护组能提高细胞存活率，且浓度越高，效果越好。当C3G作用细胞时，细胞存

活率最高达88.57%，比模型组提高了94.89%。经 CCl_4 孵育后，L-02细胞释放肝酶ALT和AST的量明显增加，加入不同浓度的C3G、C3R、M3G可不同程度地拮抗 CCl_4 的损伤。三种花青素单体抑制肝酶的活性均表现出一定的剂量效应关系（表5-5、表5-6、表5-7）。从中可认为，花青素在体外对 CCl_4 致肝细胞损伤具有一定的保护作用。

表5-5 C3G对 CCl_4 损伤L-02细胞的存活率以及肝酶AST、ALT水平影响（ $\bar{x}$ *MERGEFORMAT ± s,n=10）

Tab.5-5 Effects of C3G on cell vitality,AST and ALT activities of L-02 cells injured by CC14（ $\bar{x}$ ± s,n=10）

组别	剂量（μg/mL）	存活率（%）	AST（U/L）	ALT（U/L）
正常对照组	0	97.19 ± 2.02[a]	28.61 ± 5.55[e]	21.64 ± 3.36[e]
CCl_4 模型组	0	45.44 ± 2.99[f]	113.02 ± 6.38[a]	90.43 ± 2.42[a]
C3G	40	50.01 ± 3.86[e]	108.96 ± 5.84[ab]	86.94 ± 5.64[a]
	60	59.73 ± 2.04[e]	106.04 ± 5.48[ab]	80.80 ± 1.32[a]
	80	65.38 ± 3.05[d]	94.72 ± 4.78[b]	70.41 ± 1.85[b]
	120	88.57 ± 2.82[c]	66.56 ± 4.61[c]	53.18 ± 5.11[c]

注g：不同字母表示不同组间的显著性差异（P<0.05）

表5-6 C3R对 CCl_4 损伤L-02细胞的存活率以及肝酶AST、ALT水平影响（ $\bar{x}$ *MERGEFORMAT ± s,n=10）

Tab.5-6 Effects of C3R on cell viability,AST and ALT activities of L-02 cells injured by CC14（ $\bar{x}$ *MERGEFORMAT ± s,n=10）

组别	剂量（μg/mL）	存活率（%）	AST（U/L）	ALT（U/L）
正常对照组	0	97.19 ± 2.02[a]	28.61 ± 5.55[e]	21.64 ± 3.36[e]
CCl_4 模型组	0	45.44 ± 2.99[f]	113.02 ± 6.38[a]	90.43 ± 2.42[a]
C3R	40	47.91 ± 3.16[f]	111.88 ± 6.19[ab]	87.40 ± 1.74[e]
	60	50.19 ± 2.03[f]	107.77 ± 5.51[ab]	82.05 ± 2.56[e]
	80	57.62 ± 4.48[d]	105.67 ± 2.45[b]	79.44 ± 2.84[b]
	120	69.31 ± 4.59[a]	79.03 ± 4.34[c]	58.28 ± 1.52c

注h：不同字母表示不同组间的显著性差异（P<0.05）

表5-7M3G对CCl₄损伤L-02细胞的存活率以及肝酶AST、ALT水平影响（$\bar{x}$ *MERGEFORMAT ± s,n=10）

Tab.5-7EffectsofM3Goncellviability,ASTandALTactivitiesofL-02cellsinjuredbyCC14（$\bar{x}$*MERGEFORMAT ± s,n=10）

组别	剂量（μg/mL）	存活率（%）	AST（U/L）	ALT（U/L）
正常对照组	0	97.19 ± 2.02[a]	28.61 ± 5.55[e]	21.64 ± 3.36[e]
CCl₄模型组	0	45.44 ± 2.99[f]	113.02 ± 6.38[a]	90.43 ± 2.42[a]
M3G	40	46.18 ± 2.24[d]	112.89 ± 6.19[a]	89.49 ± 0.76[b]
	60	47.55 ± 3.49[d]	108.95 ± 5.84[a]	89.33 ± 0.51[b]
	80	51.38 ± 3.15[d]	110.45 ± 4.56[e]	89.35 ± 0.75[b]
	120	63.86 ± 4.11[e]	99.41 ± 3.27[ab]	81.82 ± 2.42[e]

注i：不同字母表示不同组间的显著性差异（P<0.05）

5.3.3.2细胞MDA含量

较正常对照组，加入CCl₄损伤后，模型组细胞内MDA含量增加了201.7%。用不同浓度的花青素预先孵育，可不同程度的抑制MDA含量的增加（表5-8、表5-9、表5-10），且浓度越高，MDA含量降低越明显。用C3G40μg/mL、C3R60μg/mL、M3G80μg/mL预孵细胞，可显著性减少MDA的生成量（P<0.05）。

5.3.3.3细胞抗氧化水平

L-02经CCl₄损伤，模型组GSH含量为80.21mg/gprot，较空白组下降26.71%，差异极显著（P<0.01）。加入C3G孵育的保护组GSH含量呈升高趋势，120μg/mLC3G作用时，GSH含量极显著提高（P<0.01），与正常组无明显差异（P>0.05）。120μg/mLC3R作用时，GSH含量提高，差异显著（P<0.05）。在本研究实验浓度范围内，M3G对细胞GSH含量增加无明显作用（P>0.05）。

在CCl₄作用前48h加入C3G，随着C3G干预剂量的不断增加，C3G保护组SOD活性有增强趋势，当C3G剂量达到80μg/mL时，能显著增强SOD活性。120μg/mLC3G保护组能显著增强SOD活性,但相同浓度的M3G对SOD活性的增强作用不明显。CAT的活力也可作为衡量组织细胞抗氧化水平的一项生化指标。L-02经CCl₄损伤后，CAT活性降低（P<0.05）。在本研究中，三种花青素单体均能提高肝细胞CAT活力，且发挥的作用随所给药物剂量增加呈增强趋势。80μg/mLC3G能显著增强CAT活性。120μg/mLC3R和120μg/

mLM3G保护组均能增强CAT活性。

表5-8C3G对CCl₄损伤L-02细胞上清液MDA和抗氧化系统的影响（$\bar{x}$ *MERGEFORMAT ± s,n=10 ）

Tab.5-8EffectsofC3GoncontentofMDAinculturemediumandantioxidantsystemsactivitiesofL-02injuredbyCC14（$\bar{x}$*MERGEFORMAT ± s,n=10 ）

组别	剂量（μg/mL）	MDA（nmol/mL）	GSH（mg/gprot）	SOD（NU/mgprot）	CAT（U/mgprot）
正常对照组	0	0.84 ± 0.07^{e}	110.98 ± 4.35^{c}	5.85 ± 0.27^{a}	54.87 ± 2.54^{a}
CC1₄模型组	0	2.53 ± 0.08^{a}	80.12 ± 2.25^{c}	2.06 ± 0.29^{d}	31.30 ± 2.73^{d}
C3G	40	2.47 ± 0.07^{ab}	83.26 ± 2.41^{c}	2.06 ± 0.29^{d}	31.28 ± 2.73^{d}
	60	2.44 ± 0.07^{c}	84.18 ± 2.99^{c}	2.31 ± 0.23^{d}	33.18 ± 1.89^{d}
	80	1.93 ± 0.06^{c}	96.60 ± 2.28^{b}	2.39 ± 0.22^{c}	34.64 ± 2.22^{c}
	120	1.31 ± 0.07^{d}	108.47 ± 4.16^{a}	4.57 ± 0.18^{b}	49.39 ± 1.17^{b}

注j：不同字母表示不同组间的显著性差异（P<0.05）

表5-9C3R对CCl₄损伤L-02细胞上清液MDA和抗氧化系统的影响（$\bar{x}$ *MERGEFORMAT ± s,n=10 ）

Tab.5-9EffectsofC3RoncontentofMDAinculturemediumandantioxidantsystemsactivitiesofL-02injuredbyCC14（$\bar{x}$*MERGEFORMAT ± s,n=10 ）

组别	剂量（μg/mL）	MDA（nmol/mL）	GSH（mg/gprot）	SOD（NU/mgprot）	CAT（U/mgprot）
正常对照组	0	0.84 ± 0.07^{d}	110.98 ± 4.35^{a}	5.85 ± 0.27^{a}	54.87 ± 2.54^{a}
CC1₄模型组	0	2.53 ± 0.08^{a}	80.12 ± 2.25^{c}	2.06 ± 0.29^{c}	31.30 ± 2.73^{c}
C3R	40	2.47 ± 0.07^{ab}	80.33 ± 2.78^{c}	2.25 ± 0.22^{c}	32.01 ± 1.95^{c}
	60	2.46 ± 0.05^{ab}	82.25 ± 2.12^{c}	2.25 ± 0.21^{c}	32.01 ± 1.94^{c}
	80	2.43 ± 0.06^{b}	83.07 ± 2.02^{c}	2.32 ± 0.22^{c}	33.42 ± 2.17^{c}
	120	1.93 ± 0.05^{c}	101.09 ± 2.39^{b}	2.97 ± 0.22^{b}	38.54 ± 1.62^{b}

注k：不同字母表示不同组间的显著性差异（P<0.05）

表5-10M3G对CCl$_4$损伤L-02细胞上清液MDA和抗氧化系统的影响（$\bar{x}$ *MERGEFORMAT ± s,n=10）

Tab.5-10EffectsofM3GoncontentofMDAinculturemediumandantioxidantsystemsactivitiesofL-02injuredbyCC14（$\bar{x}$*MERGEFORMAT ± s,n=10）

组别	剂量（μg/mL）	MDA（nmol/mL）	GSH（mg/gprot）	SOD（NU/mgprot）	CAT（U/mgprot）
正常对照组	0	0.84 ± 0.07[d]	110.98 ± 4.35[a]	5.85 ± 0.27[a]	54.87 ± 2.54[a]
CCl$_4$模型组	0	2.53 ± 0.08[a]	80.12 ± 2.25[b]	2.06 ± 0.29[c]	31.30 ± 2.73[c]
M3G	40	2.51 ± 0.06[ab]	80.09 ± 2.41[b]	1.91 ± 0.19[c]	31.60 ± 2.22[b]
	60	2.49 ± 0.08[c]	81.13 ± 2.46[b]	2.14 ± 0.19[c]	32.97 ± 1.73[b]
	80	2.46 ± 0.06[ab]	81.63 ± 2.22[b]	2.20 ± 0.20[c]	32.90 ± 2.08[c]
	120	2.16 ± 0.07[c]	83.14 ± 2.25[b]	2.36 ± 0.18[c]	34.73 ± 2.18[b]

注1：不同字母表示不同组间的显著性差异（P<0.05）

5.3.4三种单体对肝损伤细胞的保护和抗氧化作用比较

5.3.4.1细胞活力

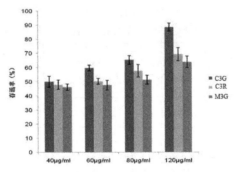

图5-3C3G、C3R、M3G对L-02细胞存活率影响的比较

Fig.5-3ComparisionofC3G,C3R,M3GonthesurvivalrateofL-02

由图5-3可知,当40μg/mL和60μg/mL花青素作用时,C3G组细胞存活率显著性升高,C3R和M3G作用不明显,C3G与C3R、M3G差异显著（P<0.05）。当花青素作用剂量为80μg/mL时,C3G组和C3R组细胞存活率呈显著性升高（P<0.05）,而M3G组作用不明显（P>0.05）。该剂量下,C3G组细胞存活率最高可达68.43%,高出C3R组28.82%,高出M3G组细胞41.88%。当M3G作用

剂量120μg/mL时,细胞存活率平均达63.87%,此时C3G组细胞存活率平均达88.56%,C3R为69.39%,三者差异显著。由此可知,相同浓度的花青素,C3G对CC1₄所致肝细胞损伤的保护作用最强,且作用效果C3G>C3R>M3G。

5.3.4.2细胞肝酶活性

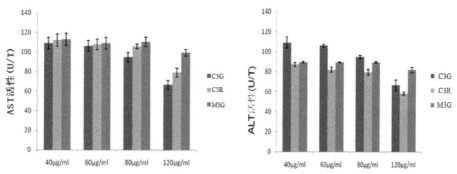

图5-4C3G、C3R、M3G对L-02细胞中AST和ALT活性影响的比较
Fig.5-4ComparisionofC3G,C3R,M3GonASTandALTofL-02

当低剂量花青素作用时,C3G、C3R、M3G对AST、ALT活性影响无差异(P>0.05)。当花青素作用剂量为40μg/mL时,C3G和C3R能显著性降低AST、ALT活性,且差异显著(P<0.05),M3G对AST、ALT活性影响不明显(P>0.05)。当高剂量(120μg/mL)花青素作用时,三种花青素单体均能显著性降低AST、ALT活性,且三者差异显著(P<0.05),C3G组细胞AST、ALT活性下降至66.56U/L、53.18U/L,分别是C3R组AST、ALT活性的84.22%、66.95%,是M3G组AST、ALT活性的91.23%、65.00%。可见在同浓度下,花青素单体对CC1₄诱导肝细胞损伤肝酶活性的抑制作用的总体趋势是C3G>C3R>M3G。

5.3.4.3细胞MDA含量

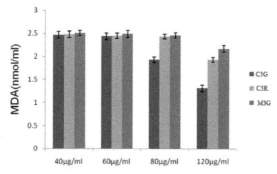

图5-5C3G、C3R、M3G对L-02细胞中MDA含量影响的比较
Fig.5-5ComparisionofC3G,C3R,M3GonMDAcontentofL-02

当花青素作用剂量为80μg/mL时,C3G和C3R组显著降低MDA含量（表5-5、5-6）,差异显著（图5-5）,较模型组MDA含量分别降低了23.73%、3.96%,而M3G组不明显（表5-7）。花青素作用剂量为120μg/mL时,三种花青素单体均能显著降低MDA含量,且三者差异显著（图5-5）,较模型组MDA含量分别降低了47.78%、23.97%、14.40%。花青素单体对CCl₄诱导肝细胞损伤脂质过氧化产物MDA的抑制作用的总体趋势是C3G>C3R>M3G。

5.3.4.4细胞抗氧化水平

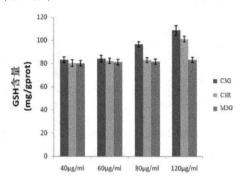

图5-6 C3G、C3R、M3G对L-02细胞中GSH含量影响的比较
Fig.5-6 Comparision of C3G,C3R,M3G on GSH content of L-02

当花青素作用剂量为40μg/mL、60μg/mL时，C3G、C3R、M3G对GSH活性影响无差异（$P>0.05$）。当40μg/mL花青素作用时，C3G能显著增加GSH含量，而C3R和M3G无显著差异（$P>0.05$）。120μg/mL花青素作用时，三种花青素单体对GSH含量的影响有显著性差异（图5-6），其中，C3G和C3R能显著性增加GSH含量，而M3G对GSH含量无明显作用（表5-10）。可见花青素单体对CCl₄诱导肝细胞损伤GSH含量的增加作用的总体趋势是C3G最强，C3R其次,M3G最弱。

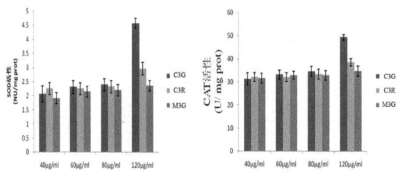

图5-7 C3G、C3R、M3G对L-02细胞中SOD活性和CAT活性影响的比较
Fig.5-7 Comparision of C3G,C3R,M3G on SOD and CAT of L-02

三种花青素单体作用于肝细胞，SOD活性和CAT活性影响相似。图5-7显示，作用剂量在40μg/mL-80μg/mL内，C3G、C3R、M3G对SOD、CAT活性影响差异不明显。120μg/mL花青素作用肝细胞时，C3G、C3R、M3G均能显著增强SOD、CAT活性，且三者增强作用呈显著性差异，其中，C3G组SOD活性值是C3R组的1.54倍，是M3G组的1.93倍；C3G组CAT活性值是C3R组的1.28倍，是M3G组的1.42倍。由上述分析可知，花青素单体对抗氧化系统的增强效应，C3G最强，C3R其次,M3G最弱。

5.3.5矢车菊素-3-葡萄糖苷对CCl4损伤L-02细胞克隆形成的影响

随着矢车菊素-3-葡萄糖苷作用于L-02细胞的药物质量浓度的增加,12孔板中的细胞克隆逐渐增加，与CC14模型组相比，有明显的差异（图5-8）。

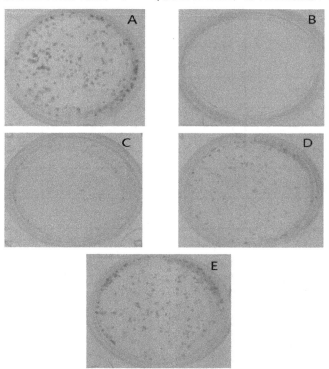

图5-8不同浓度的矢车菊素-3-葡萄糖苷对L-02细胞克隆形成的抑制作用
Fig.5-8Inhibitionofdifferentconcentrationsof Cyanidin-3-glucosidetoformatL-02livercellsclones

注m:A:正常对照组；B:CC14模型组；C:C3G（2.5mg/L）+CC14组；D:C3G（5.0mg/L）+CC14组；E:C3G（10.0mg/L）+CC14组.

5.3.6 PI单染色检测亚二倍体百分率及细胞周期改变

流式细胞仪PI单染色显示:模型组细胞的数量在G0/G1期显著增加，表明细胞分裂在G0/G1期出现阻滞；相反,S期细胞比例明显减少，到G2/M期减少至基本消失,说明四氯化碳（CCl_4）可能加速正常肝细胞的凋亡；矢车菊素–3–葡萄糖苷（C3G）作用于L-02正常肝细胞后，随着质量浓度增加，G1期细胞比例逐渐减少，而S和G2/M期细胞回归正常；因此，这些结果表明C3G可以降低CCl_4引起的正常肝细胞的凋亡，见（表5-11，图5-9）。

表5-11不同浓度的矢车菊素–3–葡萄糖苷对L-02细胞各细胞周期百分率的改变
Tab.5-11 Changes in the percentage of the cell cycle of L-02 liver cells with different concentrations of Cyanidin-3-glucoside

组别	细胞周期/%		
	G0/G1期	S期	G2/M期
正常对照组	46.8	40.2	13.0
CCl_4模型组	78.3	19.0	2.7
C3G（2.5mg/L）+CCl_4组	75.8	19.9	4.3
C3G（5.0mg/L）+CCl_4组	65.9	23.7	10.4
C3G（10.0mg/L）+CCl_4组	52.0	35.7	12.3

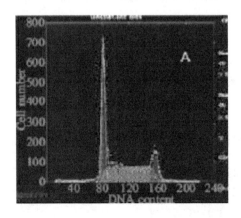
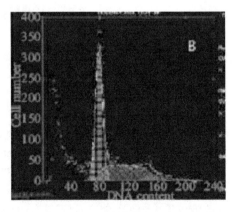

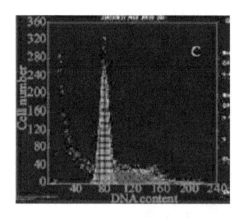
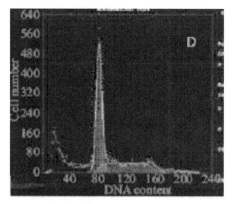
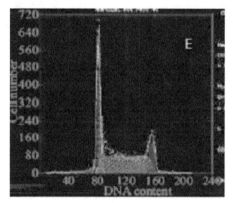

图5-9不同浓度的矢车菊素-3-葡萄糖苷对L-02细胞各细胞周期的影响
Fig.5-9EffectofdifferentconcentrationsofCyanidin-3-glucosideonthecellcycleinL-02livercells.

注n:A:正常对照组；B:CCl₄模型组；C:C3G（2.5mg/L）+CCl₄组；D:C3G
（5.0mg/L）+CCl₄组；E:C3G（10.0mg/L）+CCl₄组

C3G对L-02细胞具有明显的减少CCl₄引起的凋亡作用，且随C3G浓度的增大，抑制凋亡率增高，当C3G浓度达到10mg/L时，亚二倍体百分率达到最低，细胞代谢还原到正常（图5-10）。

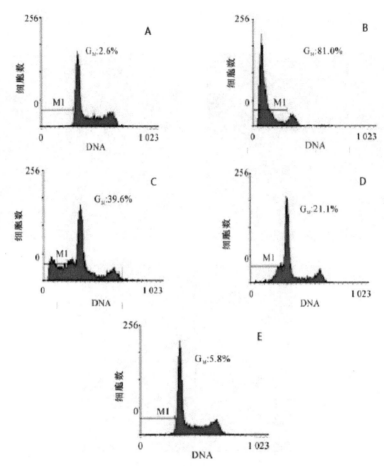

图5-10不同浓度的矢车菊素-3-葡萄糖苷对L-02细胞亚二倍体百分率的影响
Fig.5-10EffectofdifferentconcentrationsofCyanidin-3-glucosideonthepercentageofhy
podiploidinL-02livercells

注o:A:正常对照组；B:CC1₄模型组；C:C3G（2.5mg/L）+CC1₄组；D:C3G
（5.0mg/L）+CC1₄组；E:C3G（10.0mg/L）+CC1₄

5.3.7AnnexinV-FITC/PI双染色检测细胞凋亡

各组药物作用于L-02正常肝细胞48h后，利用AnnexinV-FITC/PI双
染流式细胞术检测，左下限（LL）为正常细胞群，右下限（LR）为早
期凋亡细胞群，左上限（LU）为自噬性死亡和非特异性死亡细胞群，右
上限（UR）为晚期凋亡细胞及坏死细胞群（Tsudaetal.,2006；Walkling-
Ribeiroetal.,2008），与正常对照组相比，模型组中的正常细胞迅速下降，

而晚期凋亡细胞和坏死细胞增加；在样品组中，正常细胞的减少并不显著，自噬死亡组和非特异性死亡细胞群缓慢增加，而晚期凋亡细胞及坏死细胞群均远小于模型组（图5-11）。

凋亡率是指图中右上限及右下限的细胞占细胞总量的比例。由图中可知，不同浓度的矢车菊素-3-葡萄糖苷能抑制L-02正常细胞因损伤而凋亡，且在一定浓度范围内呈浓度依赖效应。2.5mg/L、5.0mg/L及10.0mg/L的矢车菊素-3-葡萄糖苷作用于L-02细胞48h后，凋亡率分别为41.8%、36.3%、28.6%,与模型组（凋亡率60.9%）相比，差异具有统计学意义（P<0.01）。

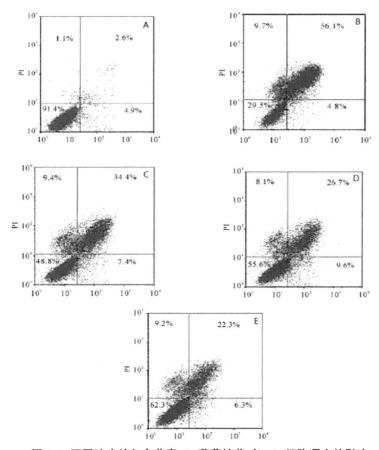

图5-11不同浓度的矢车菊素-3-葡萄糖苷对L-02细胞凋亡的影响
Fig.5-11EffectofdifferentconcentrationsofCyanidin-3-glucosideontheapoptosisinL-02livercells.

注p：A:正常对照组；B:CCl₄模型组；C:C3G（2.5mg/L）+CCl₄组；D:C3G（5.0mg/L）+CCl₄组；E:C3G（10.0mg/L）+CCl₄组.

5.3.8矢车菊素–3–葡萄糖苷对L–02细胞中Caspase–3蛋白含量的影响

随着$CC1_4$的摄入,Caspase–3的蛋白表达显著增加。与各个时间点的对照组相比，模型组细胞中Caspase–3的蛋白水平，在4、8h两个时间点分别增加了44.35%（P<0.01）和140.52%（P<0.01）。此外，在16h时间点,模型组细胞中Caspase–3亦可见轻度升高。图5–12表明，提前给予蓝莓花青素单体C3G显著的抑制了Caspase–3蛋白水平的增加。在4h时间点,三个剂量的C3G组肝细胞Caspase–3蛋白水平分别比模型组下降了41.36%、69.09%和81.21%（P<0.01）；较对照组下降了19.37%、56.94%、和71.35%（P<0.01）。在8h时间点,三个剂量的C3G组肝细胞Caspase–3蛋白水平分别比模型组下降了28.55%、40.49%和60.78%（P<0.01）；最后在16h时间点,三个剂量的C3G组肝细胞Caspase–3蛋白水平分别比模型组下降了42.67%、72.73%和87.61%（P<0.01）；较对照组下降了36.47%、68.82%和86.58%（P<0.01）。

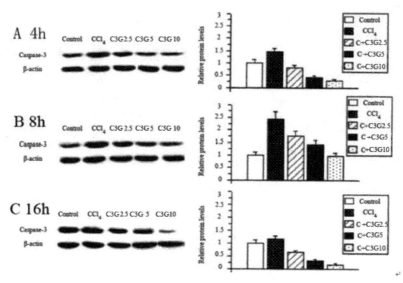

图5–12矢车菊素–3–葡萄糖苷对L–02细胞Caspase–3蛋白含量的影响
Fig.5–12EffectsofCyanidin–3–glucosideonCaspase–3proteinlevelsinL–02livercells
注q：C+C3G2.5:$CC1_4$+矢车菊素–3–葡萄糖苷（2.5mg/L）；
C+C3G5:$CC1_4$+矢车菊素–3–葡萄糖苷（5.0mg/L）；
C+C3G10.0:$CC1_4$+矢车菊素–3–葡萄糖苷（10.0mg/L）.

5.4 讨论

常用的筛选和研究治疗肝炎类药物的病理模型中，CCl_4是一种常用的诱发化学性肝损伤模型的剧毒类化学物质之一，因其接触后发病率高，易在动物实验中复制，在研究保肝降酶药实验中经常使用。

5.4.1肝细胞CCl₄损伤模型的建立

在多种肝病（包括炎症/免疫介导肝细胞损伤、酒精性肝损伤和缺血再灌注性肝损伤等）的肝细胞损伤中氧化应激是它们的共同损伤机制（Haetal.,2010；Heetal.,2008）。据此，本实验采用培养人正常胚胎肝细胞株L-02细胞的方法，建立了CCl_4诱导肝细胞坏死性损伤模型，并选择培养上清中ALT和AST酶，肝细胞的MDA含量以及肝细胞存活率作为评价肝细胞损伤的指标。

结果表明：CCl_4诱导小鼠肝细胞损伤的最适损伤浓度为20mmol/L，损伤时间为6h，经CCl_4损伤后模型组细胞存活率仅为30%，CCl_4对肝细胞的损伤程度与给予CCl_4的浓度以及作用时间呈正相关。随着CCl_4浓度的增加，肝细胞的活力逐渐降低，脂质过氧化程度不断增强，在20mmol/L时，损伤程度明显。这可能是由于CCl_4浓度的加大使得细胞内自由基的形成超过机体抗氧化系统的清除能力，氧化损伤不断累积和加重，最终导致细胞结构和功能的异常。随着CCl_4作用时间的延长，相对于正常对照组，细胞活力降低、脂质过氧化程度加重。其中MDA在6h时达最高峰，这可能与机体的抗氧化系统和代偿作用有关。

5.4.2蓝莓花青素对肝细胞存活率的提高作用

MTT分析法是检测细胞存活率的经典方法,本实验MTT法测定结果表明，CCl_4损伤后肝损伤模型组细胞存活率明显下降，仅为45.68%。蓝莓花青素能明显提高肝细胞的存活率，且浓度越高，效果越好。为了探索蓝莓花青素对CCl_4所致肝细胞L-02损伤的保护作用机制，本实验研究了蓝莓花青素中主要单体对L-02损伤的保护作用。第2章的研究发现，蓝莓花青素中主要含有C3G，C3R，M3G三种单体。将这几种单体与L-02细胞孵育48h后，进行CCl_4损伤，发现三种花青素单体均表现出对该损伤一定的保护性抑制作用。相同浓度的花青素单体，C3G对CCl₄所致肝细胞损伤的保护作用最强，且作用效果C3G>C3R>M3G。

5.4.3蓝莓花青素对肝细胞抗氧化防御系统的影响

5.4.3.1蓝莓花青素对脂质过氧化产物MDA产生的抑制作用

体内脂质过氧化反应是指氧自由基与多不饱和脂肪酸的反应，反应代谢产物脂质过氧化物（lipidperoxide，LPO）的性质很不稳定，如MDA、氧化型谷胱甘肽等，在连锁反应中很快被分解，并衍生出多种不同的含氧功能基团。这些基团可引起细胞成分的损伤，造成细胞功能和结构损害，使组织发生继发性破坏（Pavagadhietal.,2012；Hyunetal.,2011）。

CCl₄是氯化烷烃类化合物，造成的肝损伤是典型的自由基损伤，进入体内后，在肝细胞内质网中经亚铁细胞色素P450依赖性混合功能氧化酶的代谢，生成活泼的三氯甲基自由基和铝自由基，并且可启动毒性更强的超氧阴离子（O2·）和羟自由基（·OH），这些自由基对肝细胞存在多种攻击方式:（1）直接与细胞膜上的蛋白质及脂质结合，产生烷基化作用而使酶失活；（2）抑制细胞膜和微粒体膜上钙泵的活性，使钙离子内流增加，引起细胞中毒坏死；（3）与细胞膜上的多不饱和脂肪酸起作用启动脂质过氧化作用，破坏细胞膜完整性致肝细胞脂质过氧化性损伤（GungorandSengul,2008；Rolleetal.,2012）。

MDA是脂质过氧化降解的主要产物，反映了体内脂质过氧化的氧化程度及细胞受自由基攻击的程度（Hsiaoetal.,2003）。实验结果显示，较模型组，蓝莓花青素各剂量组肝细胞L-02培养上清液中MDA含量有显著性差异，说明蓝莓花青素具有抗脂质过氧化作用，能直接清除自由基，生成自由基中间体，阻断或终止自由基连锁反应链，从而阻止或抑制氧自由基反应和脂质过氧化反应，最终抑制脂质过氧化终产物MDA的生成。将这三种单体与L-02细胞孵育48h后，进行CCl₄损伤，发现三种单体均可以不同程度的抑制MDA含量的增加，C3G、C3R效果接近，强于M3G。

5.4.3.2蓝莓花青素对抗氧化物活性的提高作用

超氧化物歧化酶（SOD）和过氧化氢酶（CAT）属于防御系统酶类，在维持机体活性氧代谢的平衡中起着重要作用，其活性降低会导致体内氧自由基的积累，引发质膜的过氧化作用，使膜结构与功能受到损伤，最终导致细胞的死亡。SOD是超氧阴离子的特异酶，它能催化两个超氧阴离子的歧化反应，生成H2O2和分子氧。虽然超氧阴离子在水溶液中不太活泼，但其质子化形式HOO-比较活泼，可以启动脂质过氧化，并能和GSH反应，超氧阴离子还可以使过氧化氢酶与谷胱甘肽过氧化物酶失活，因此，SOD是组织细胞内主要的抗氧化酶。SOD活力的高低反映了组织细胞清除超氧阴离子的能力，它能抑制黄嘌呤脱氢酶转化为黄嘌呤氧化酶，减少自由基的产生，减轻肝细胞的损伤，因此SOD的活性大小常可反映体内脂质过氧化反应程度，间接反映机体组织、细胞损伤的程度。体内的抗氧化系统如CAT等对机体起着动态保护作用，SOD能和氧自由基反应生成氧分子和过氧化氢，而CAT又可以和过氧化氢反应生成水和氧分子。其活力反映机体清除自由基的能力。可认为，测定CAT的活力可以作为衡量组织细胞抗氧化水平的一项生化指标（Kellyetal.,2008；Kimetal.,2009；Sabineetal.,2004）。

GSH是人体内一种很重要的物质，它参与体内三羧酸循环及糖代谢，使体内获得高能量，起辅酶的作用，它是甘油醛磷酸脱氢酶的辅基，又是乙二醛酶及磷酸丙糖脱氢酶的辅酶，能激活多种酶，具有多种生理活性且在肝脏中存在的浓度最高，能提高血浆一氧化氮含量而改善肝脏微循环。GSH可为谷胱甘肽过氧化酶GSH-Px提供还原剂，抑制或减少自由基的产生，起到保护肝细胞的作用（Liuetal.,2002；Lametal.,2010；Leguaetal.,2012）。

在本研究中，蓝莓花青素能提高 CCl_4 损伤的肝细胞内的抗氧化水平。蓝莓花青素能显著升高GSH含量，当蓝莓花青素剂量达到 $120\mu g/mL$ 时，细胞GSH水平升高，接近未经 CCl_4 处理的正常对照组（$P>0.05$）。同时，蓝莓花青素能显著改善SOD和CAT酶活的降低（$P>0.05$），作用剂量越高，改善作用越明显。

花青素单体对 CCl_4 诱导肝细胞损伤GSH含量的增加作用的总体趋势是:C3G最强，C3R次之，M3G最弱。三种花青素单体对肝细胞中的SOD和CAT活性影响相似,$120\mu g/mL$ 的剂量作用时，C3G、C3R、M3G均能显著增强SOD、CAT活性，其中，C3G最强，C3R次之，M3G最弱。

5.4.3.2蓝莓花青素对细胞膜完整性的保护作用

细胞膜脂质过氧化反应的终产物MDA进入膜磷脂，和膜蛋白、膜磷脂上的NH2交联形成Schiff碱，使细胞膜变硬，膜流动性降低，通透性增加，从而导致肝细胞膜结构和功能完整性的破坏或丧失，导致肝细胞内的一些酶类进入细胞培养上清液。当肝细胞膜通透性增加时，即使无坏死，细胞内转氨酶也可由于如此明显的浓度梯度差而泄漏，转氨酶升高在一定程度上反映了肝细胞的损害程度（Wuetal.,2002；Wolfeetal.,2007）。

本实验中L-02细胞经 CCl_4 处理后，培养上清液中ALT、AST与正常对照组相比均显著升高，表明此时肝细胞L-02已经损伤，模型复制成功。预先加入蓝莓花青素孵育48h的各剂量保护组均能不同程度的降低 CCl_4 损伤所致的细胞培养上清液中ALT、AST升高,从而减少丙酮酸生成,使还原型NADPH含量增高(Francisco,2005),以此增强肝细胞抗氧化、清除自由基、抑制脂质过氧化的能力,这可能与蓝莓花青素能拮抗自由基、维持细胞膜结构与功能完整性有关。

将三种单体与L-02细胞孵育48h后,进行CCl_4损伤,发现三种单体可以不同程度的抑制转氨酶活性的增加。花青素单体或蓝莓花青素通过阻断自由基的生成等作用减轻CCl_4对肝细胞膜的破坏,从而保持了细胞完整性,减轻了损伤,因此也减少了细胞内转氨酶的释放;不同的单体其活性有差别,总体趋势是:C3G、C3R接近,强于M3G。可推测,C3G能更好的保持细胞膜完整性,其原因在于C3G更强的清除自由基能力。

综上所述,蓝莓花青素对CCl_4诱导的肝细胞损伤具有较好的保护作用,与其能提高抗氧化系统的活性有关。在蓝莓花青素对肝细胞损伤的保护作用中,三种花青素单体C3G、C3R和M3G也起到了一定的作用。可认为,蓝莓花青素对化学性肝损伤的保护作用的主要物质基础是C3G。主要体现在以下3方面:一是同浓度作用时,C3G表现出更好的提高细胞抗氧化系统活性作用和细胞保护作用。二是花青素单体在体外化学体系中的抗氧化活性表现为C3G最强,强于C3R、M3G。三是C3G单体在蓝莓花青素中含量最高,达到60.68%。

5.4.4矢车菊素-3-葡萄糖苷抑制正常细胞因损伤而坏死的机理研究

细胞坏死被认为是因病理而产生的被动死亡,如物理性或化学性的损害因子及缺氧与营养不良等均导致细胞坏死。坏死细胞的膜通透性增高,致使细胞肿胀,细胞器变形或肿大,早期核无明显形态学变化,最后细胞破裂。另外坏死的细胞裂解要释放出内含物,并常引起炎症反应;在愈合过程中常伴随组织器官的纤维化,形成瘢痕。细胞坏死可分为两大类:(1)急性坏死,它指生物体由于遇到突然的损伤引起,如车祸对人体组织的伤害,引起细胞结构的破坏而死亡,出现严重的坏死性反应。(2)慢性坏死,慢性坏死是缓慢发生的死亡过程,与其他细胞死亡的类型有一定的关系,例如细胞凋亡与细胞坏死可以互相转换,此种细胞坏死的类型就是慢性坏死。细胞坏死的过程大致可分为以下几个阶段:接受坏死信号→坏死调控分子间的相互作用→蛋白水解酶的活化(Caspase)→进入连续反应过程(Gonzalezetal.,2005;Gorettaaetal.,2008;Huetal.,2010)。

在细胞坏死过程中,天冬氨酸特异性半胱氨酸蛋白酶(Caspase)家族起着十分重要的作用。这些效应被临近的caspase在天冬氨酸位点剪切被激活，坏死不发生时,以无活性的前体形式存在于细胞中。其中Caspase-3是线粒体坏死通路上的一个重要的执行分子，它在坏死信号传导的许多途径中发挥作用。Caspase-3正常以酶原的形式存在于胞浆中，在细胞坏死的早期阶段，它能够被活化，裂解相应的胞浆胞核底物，最终导致细胞坏死（Saldaetal.,2009；Jayathilakanetal.,2012）。

本研究采用蛋白质免疫印迹法检测矢车菊素-3-葡萄糖苷作用于L-02正常肝细胞48h后,对调控细胞坏死蛋白Caspase-3的蛋白含量表达的变化情况,对矢车菊素-3-葡萄糖苷抑制正常细胞因损伤而坏死的机理进行初步探讨。结果显示,CCl₄损伤模型组会使肝细胞中Caspase-3的蛋白表达水平上调，出现细胞坏死现象；而在不同剂量的样品组中,随着矢车菊素-3-葡萄糖苷提前加入的浓度的提高,Caspase-3的蛋白表达水平呈明显降低的趋势（$P<0.01$）。这一结果表明，矢车菊素-3-葡萄糖苷抑制正常细胞因损伤而坏死的方式为Caspase依赖型细胞坏死。

通过以上的实验分析，并查阅相关文献,可以初步得知L-02正常肝细胞因损伤而出现慢性坏死是通过线粒体途径完成的（见5-13示意图）。细胞坏死信号能够引起线粒体释放细胞色素C，该色素会与坏死蛋白酶活化因子-1（APaf-l）以及谷胱氨酸蛋白酶-9（Caspase-9）前体形成凋亡小体，并在dATP辅助下，激活Caspase-9，活化的Caspase-9激活Caspase-3，最终激活脱氧核糖核酸酶，水解核酸及细胞骨架蛋白，引起细胞坏死（Osanaietal.,2011；Siebleretal.,2008；Franciscoetal.,2005；Yanetal.,2010）。

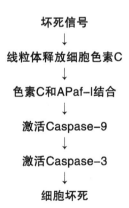

坏死信号
↓
线粒体释放细胞色素C
↓
色素C和APaf-l结合
↓
激活Caspase-9
↓
激活Caspase-3
↓
细胞坏死

图5-13L-02正常肝细胞坏死的机制
Fig.5-13MolecularmechanismsofdeathinL-02normallivercell

5.5 小结

通过建立CCl_4对人胚胎肝细胞株L-02的损伤模型，结果表明:CCl_4诱导L-02肝细胞损伤的最适损伤浓度为20mmol/L，损伤时间为6h。经CCl_4损伤后模型组细胞存活率仅为45.68%，上清液肝酶活性显著升高（$P<0.05$），脂质过氧化产物MDA含量显著增加（$P<0.05$）。蓝莓花青素可一定程度地改善L-02肝细胞损伤，能明显提高肝细胞的存活率，减少肝酶的释放，存在明显剂量效应关系（$P<0.05$）。蓝莓花青素中的三种主要成分单体的抗肝损伤体外细胞试验结果表明,C3G对提高细胞存活率和细胞抗氧化水平作用最好,且与其它两种单体间存在显著性差异（$P<0.05$）。最终证明了蓝莓花青素中最有效的抗肝损伤活性单体为矢车菊素-3-葡萄糖苷（C3G）。

细胞克隆形成抑制实验、细胞周期DNA含量分析法及AnnexinV-FITC/PI双染色检测法的结果表明,矢车菊素-3-葡萄糖苷保护L-02正常肝细胞的形式是减少细胞的坏死。免疫印迹法检测调控细胞凋亡中的关键蛋白Caspase-3的含量变化表明,矢车菊素-3-葡萄糖苷抑制L-02细胞因损伤而坏死的机理为Caspase依赖型,而细胞损伤可能是通过线粒体相关途径实现的坏死过程。

6. 微乳化提高蓝莓花青素稳定性研究

　　蓝莓花青素是一种天然的抗氧化活性物质，广泛应用于食品和医药等领域。研究发现，花青素对温度、光照和湿度都比较敏感，稳定性差。而且花青素极性较强，在油脂类产品中溶解度很小，这大大限制了花青素的应用。增加花青素的稳定性和脂溶性，是实现花青素应用扩大的必要途径。

　　本试验对空白微乳进行了研究，在此基础上制备出水包油型花青素微乳，并对其质量稳定性和体外抗氧化活性进行了研究。一方面，通过溶解度实验筛选出空白微乳的油相，通过伪三元相图法，以微乳区面积为指标筛选出微乳的各相比例；通过对微乳处方不同含水率下电导率、粘度、折光率和密度的测定，判断出微乳的构型，确定微乳的最佳条件。将花青素包埋入微乳，采用粒度仪和透射电镜对微乳的粒径和形态进行表征，并通过测定光照、温度稳定性、DPPH自由基、超氧阴离子自由基清除能力和ABTS实验，判断微乳包埋前后花青素的稳定性和抗氧化活性变化。采用微乳化技术包埋花青素，即从生产加工至保藏应用，形成产业链，具有较高的实际生产使用价值。

6.1 材料与方法

6.1.1材料与试剂

　　蓝莓品种为爱国者，生长于大兴安岭林区，–20℃保存备用。
　　先把蓝莓果打成蓝莓浆，蓝莓浆冷冻干燥后可得到蓝莓干果；把蓝莓干果研磨成粉，置于棕色试剂瓶中4℃保存。

试剂	规格	生产厂家
棕榈酸异丙酯（IPP）	食品级	青岛优索化学科技有限公司
肉豆蔻酸异丙酯（IPM）	食品级	青岛优索化学科技有限公司

试剂	规格	生产厂家
辛葵酸三甘酯（GTCC）	食品级	青岛优索化学科技有限公司
吐温20	食品级	青岛优索化学科技有限公司
吐温80	食品级	青岛优索化学科技有限公司
司盘80	食品级	青岛优索化学科技有限公司
无水葡萄糖	分析纯	广州化学试剂厂
XAD-7、NKA-9、D-101	分析级	沧州宝恩化工工厂
甲醇	分析纯（AR）	广州化学试剂厂
乙醇	分析纯（AR）	广州化学试剂厂
三氟乙酸	分析纯（AR）	广州化学试剂厂
浓盐酸	分析纯（AR）	广州化学试剂厂
乙酸乙酯	分析纯（AR）	广州化学试剂厂
聚乙二醇400（PEG400）	分析纯（AR）	广州化学试剂厂
丙醇	分析纯（AR）	广州化学试剂厂
丙三醇	分析纯（AR）	广州化学试剂厂
正丁醇	分析纯（AR）	广州化学试剂厂
乙酸钠	分析纯（AR）	广州化学试剂厂
DPPH	分析纯（AR）	Sigma公司
ABTS	分析纯（AR）	Sigma公司
维生素E	分析纯（AR）	Sigma公司
过硫酸钾	分析纯（AR）	广州化学试剂厂
TPTZ	分析纯（AR）	Sigma公司
三氯化铁	分析纯（AR）	广州化学试剂厂
$FeSO_4 \cdot 12H_2O$	分析纯（AR）	广州化学试剂厂
邻苯三酚	分析纯（AR）	分析纯（AR）

6.1.2实验仪器

仪器或设备名称	规格型号	生产厂家
紫外可见分光光度计	752N	上海佑科仪器仪表有限公司
数显恒温水浴锅	HH-4	金坛市盛仪仪器有限公司
榨汁机	菲利普	菲利普公司
电子天平	EL602	Mettlertoledo
电冰箱	海尔	海尔公司
超声清洗机	SB-5200D	宁波新芝生物科技公司
电热鼓风干燥箱	DHG-9620	上海一恒仪器有限公司
电子分析天平	AUW220	日本岛津仪器有限公司
pH计	Le-438	梅特勒仪器有限公司
超纯水机	Master	上海和泰仪器有限公司
循环水式真空泵	SHZ-D	巩义予华仪器公司
旋转蒸发仪	Re-52A	上海亚荣生化仪器厂
高速冷冻离心机	LG-22M	四川蜀科仪器公司
玻璃层析柱	100ml	海口天地科技仪器公司
真空冷冻干燥机	DYYB-10	上海德洋意邦有限公司
试管混匀器	Labdance	德国IKA
气流式试管烘干器	20孔	巩义予华仪器公司
电子密度计	MDY-2	巩义予华仪器公司
微波仪	panasonic	上海方瑞仪器有限公司
马尔文粒径仪	ZetasizerNanoS90	马尔文仪器有限公司
电导率仪	DS-1	梅特勒仪器有限公司
粘度计	SNB-1A	上海方瑞仪器有限公司
阿贝折光仪	WYA-S	郑州南北仪器有限公司

6.2 实验方法

6.2.1伪三元相图法制备微乳

采用加水滴定法绘制伪三元相图。先将表面活性剂和助表面活性剂按照一定比例混匀作为乳化剂，再将油相和乳化剂按1:9、2:8、3:7、4:6、5:5、6:4、7:3、8:2、9:1（w/w）总量为10g，室温25℃下混匀，逐滴滴加去离子水，观察体系由澄清至浑浊的现象，记录形成微乳区临界点时的各组分的质量。分别以乳化剂、油相和水相作为伪三元相图的3个顶点。根据各组分在临界点时所占总量的百分比来确定，用origin7.5将各临界点连成曲线，绘制伪三元相图（Shahin,etal., 2016）。

6.2.2空白微乳各相的筛选

油相的筛选（Evgenia,etal.,2016）：称取过量的蓝莓花青素，分别加入肉豆蔻酸异丙酯、棕榈酸异丙酯、辛葵酸三甘酯，磁力搅拌器混匀。观察溶液状态并测定溶液中花青素含量，根据溶解度大小选择合适的表面活性剂。无水乙醇为助表面活性剂，吐温80与司盘80复配的表面活性剂，按照空白微乳的制备方法制备微乳，并绘制伪三元相图，根据最大载水量选择合适的油相。

表面活性剂的筛选（Rohan,etal.,2016）：乙醇作为助表面活性剂，分别选用吐温20、吐温80与司盘80复配的表面活性剂，用伪三元相图法法制备微乳，并绘制伪三元相图，根据最大载水量（即微乳区面积大小，下同）选择合适的表面活性剂。

助表面活性剂的筛选（Li,etal.,2017）：吐温80和司盘80复配的表面活性剂为复合表面活性剂，分别选用丙三醇、PEG400、乙醇、丙醇、正丁醇作为助表面活性剂，制备微乳，并绘制伪三元相图，根据最大载水量选择助表面活性剂。

HLB值的确定：以吐温80和司盘80复配成不同HLB值的复合表面活性剂，根据表面活性剂的复配原则（Du,etal.,2016），复配的质量如下：

表6-1　复合表面活性剂组成及HLB值

Table6-1SurfactantconsistenceandtheirHLB

HLB	6.0	6.5	7.0	7.5	8.0
吐温80	1.7	2.2	2.7	3.2	3.7
司盘80	9.0	8.5	8.0	7.5	7.0

　　以复配的表面活性剂作为乳化剂，无水乙醇作为助表面活性剂，每组采用加水滴定法制备微乳并绘制伪三元相图，根据微乳区域面积的大小选择合适的HLB值。

　　Km值的确定：将表面活性剂与助表面活性剂按照质量比为1:1、2:1、3:1、4:1的比例混匀，采用伪三元相图法进行滴定，确定最大载水量，选择合适的Km值。

6.2.3 微乳的鉴定

　　采用HLB=7.5、Km=2:1时，吐温80/司盘80为复合表面活性剂，乙醇为助表面活性剂，按照油相：乳化剂=1:9、2:8、3:7、4:6、5:5、6:4、7:3、8:2、9:1质量比制备空白微乳，进行以下实验。

　　离心实验（Mourietal.,2016）：取制备出的澄清均一的溶液8mL于15mL离心管中，配平后在离心机中以4000r/min转速离心30min，观察溶液是否分层。若溶液分层则不是微乳液。

　　丁达尔效应（Mourietal.,2016）：取制备好的微乳液8mL于玻璃试管，暗室储藏，用直线光照射溶液，观察光散射现象。若发生发散射现象，说明溶液不是微乳液。

　　粒径和多分散指数的确定：在25℃下，用马尔文激光散射仪测定样品的粒径大小以及多分散指数（PDI）。

6.2.4 微乳理化指标的测定

　　将表面活性剂和助表面活性剂按最佳Km值混匀，再将油相与复合表面活性剂按照1:9-9:1的质量比混匀，分别滴加20%、40%、60%、80%、100%的最大含水量。

　　染色法鉴定微乳构型：取相同体积的微乳液2份，分别加入亚甲基蓝染料和苏丹红染料溶液各2滴，静置观察，根据红色染料和蓝色染料的扩散速度判断微乳的构型。若红色扩散较快，则微乳为油包水型；反之亦然。

电导率的测定：在30℃下采用电导率仪进行不同含水率微乳电导率的测定。

粘度的测定：在30℃下采用AR-1000流变仪测定不同含水率微乳在不同剪切速度下的粘度变化。调节仪器的转速，分别测定微乳液的粘度。

密度的测定：在30℃下使用密度仪测定微乳的密度。

6.2.5花青素微乳的制备及表征

根据微乳的理化性质，筛选出最佳微乳，载入花青素。通过粒度仪测定空白微乳和花青素微乳的粒径和多分散指数；通过透射电镜观察花青素微乳的表观形态。

6.2.6微乳包埋前后花青素的稳定性

温度稳定性：称取一定浓度的花青素溶液和花青素微乳液各5份，每份50mL。将其分别放置在4、20、40、60、80℃下避光保存，采用pH示差法每隔2h测定花青素含量，计算花青素的保存率。根据保存率和时间的关系绘制曲线。

光照稳定性：称取一定浓度的花青素溶液和花青素微乳液各1份，每份50mL。用强酸调节pH=3，分别在自然光照射，紫外光照和避光条件下保藏，采用pH示差法每隔5天测定花青素含量，计算保存率。根据保存率和时间的关系绘制曲线。

6.2.7微乳包埋前后花青素的体外抗氧化活性

DPPH清除率的测定（Du,etal.,2016）：首先，配制DPPH自由基的95%乙醇溶液，浓度为0.2mmol/L。然后分别向0.2mL配制好的5、10、20、60、80、100mg/L蓝莓花青素或花青素微乳液中加入4mL配制好的DPPH自由基溶液，混匀。黑暗处静置30min后，在517nm下测吸光值OD样品。空白实验组以0.2mL乙醇溶液代替花青素溶液，其他操作不变，所得吸光值为OD空白；阳性对照组以0.2mL系列浓度的维生素C溶液替代花青素溶液，其他操作不变。计算样品对DPPH自由基的清除能力，并求出IC_{50}。

清除率=（OD空白-OD样品）/OD空白

DPPH 反应动力学：首先，配制 DPPH 自由基的 95% 乙醇溶液，浓度为

0.2mmol/L。分别在 4mL 配制好的 DPPH 自由基溶液中加入 0.2mL 的浓度为 IC_{50} 的花青素溶液、花青素微乳液和维生素 C 溶液，每 1min 在 517nm 下测吸光值，共测定 7min。以清除率为纵坐标，以反应时间为横坐标绘制反应曲线。

ABTS试验（Reetal.,1999）：将7mmol/LABTS溶液与12.25mmol/L过硫酸钾溶液按体积比5：1混合，避光放置，14h后用乙醇稀释至溶液在734nm处的吸光值约为0.7，所得溶液即为ABTS+。然后分别向0.2mL配制好的5、10、20、60、80、100mg/L蓝莓花青素或花青素微乳液中加入2mL配制好的ABTS+溶液中，混匀。避光放置10min后，在734nm下测吸光度OD样品。空白实验组以0.2mL乙醇溶液代替花青素溶液，其他操作不变，所得吸光值为OD空白；阳性对照组以0.2mL系列浓度的维生素C溶液替代花青素溶液，其他操作不变。计算样品对ABTS自由基的清除能力，并求出IC_{50}。

清除率=（OD$_{空白}$－OD$_{样品}$）/OD$_{空白}$

ABTS反应动力学：首先，配制好ABTS+乙醇溶液。分别在2mL配制好的ABTS+溶液中加入0.2mL的浓度为IC_{50}的花青素溶液、花青素微乳液和维生素C溶液，混匀。每1min在734nm下测吸光值，共测定7min。以清除率为纵坐标，以反应时间为横坐标绘制反应曲线。

超氧阴离子清除实验（Sunetal.,2004）：配制邻苯三酚浓度为 6mmol/L、盐酸浓度为 10mmol/L 的溶液和 0.1mol/L 的 Tris-HCl 溶液。向 4.5mL 的 Tris-HCl 溶液分别加入 2mL 配制好的 5、10、20、60、80、100mg/L 蓝莓花青素或花青素微乳液，室温下放置 20min 后再加入 0.3mL 配制好的邻苯三酚溶液，在 325nm 处测吸光值，4min 内吸光值的变化。以吸光值为纵坐标，时间为横坐标绘制曲线，曲线斜率 ki 表示待测样品存在时的氧化速度；空白实验以 2mL 配制好的 Tris-HCl 溶液代替样品溶液，其他操作同上，所得 k0 表示邻苯三酚自氧化速度；阳性对照以 2mL 配制好的 5、10、20、60、80、100mg/L 维生素 C 代替样品溶液，其他操作同上。超氧阴离子清除率的计算公式为：

$$S（\%）=（k_0-k_i）*100/k_0$$

式中，k_0 表示邻苯三酚自氧化速度；k_i 表示待测样品存在时的氧化速度。

6.2.8数据处理

所有的实验都设置 3 个平行样本，这里给出的结果显示为平均值 ± 偏差（SD）。方差分析（ANOVA）进行时需要比较。$p < 0.05$，差异有统计学意义。

6.3 结果与分析

6.3.1空白微乳的制备

6.3.1.1油相的筛选

本实验中，我们选择肉豆蔻酸异丙酯、棕榈酸异丙酯和辛葵酸异丙酯进行筛选。溶解度实验表明，花青素在棕榈酸异丙酯和肉豆蔻酸异丙酯两种油相中溶解度较大，在辛葵酸异丙酯中溶解度较小，这可能是因为花青素为水溶性色素，而辛葵酸异丙酯极性太小，不利于花青素的溶解。从溶解度方面考虑，我们初步选择棕榈酸异丙酯和肉豆蔻酸异丙酯作为我们的油相。

以吐温 80/ 司盘 80 复配作为表面活性剂，乙醇作为助表面活性剂，分别采用肉豆蔻酸异丙酯和棕榈酸异丙酯两种油脂作为油相，Km=2:1制备微乳时，其结果如图 6-1 所示。研究表明，微乳形成时的难易程度及稳定性与油相、水相和表面活性剂都有关系，其原因是因为各相混合后形成独特的体系。

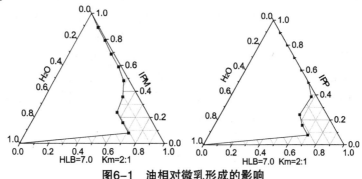

图6-1 油相对微乳形成的影响

Fig.6-1 Effectsofoilontheformationofmicroemulsion

从图6-1中可以看出，当HLB=7.0时，以肉豆蔻酸异丙酯为油相制备微乳时，微乳区面积最大，且最大含水量较高。因此，我们选择肉豆蔻酸异丙酯作为微乳制备时的最佳油相。

6.3.1.2表面活性剂的筛选

预实验结果表明，司盘80单独作为表面活性剂时，形成的微乳液载水量极小；吐温20和吐温80单独作为表面活性剂时，形成的微乳液为水包油型微乳。水包油型微乳液增溶性小，不符合实验目的。以肉豆蔻酸异丙酯为油相，乙醇为助表面活性剂，分别以吐温20/司盘80，吐温80/司盘80为表面活性剂制备微乳的结果见图6-2。由图6-2可以看出，当吐温80/司盘80复配作为表面活性剂时，微乳区域面积最大。由此看出吐温80和司盘80复配作为表面活性剂，可以很好地调节微乳体系；当体系中某组分变化时，体系稳定性打破，微乳体系破坏。而当吐温20与司盘80复配作为表面活性剂时，体系不稳定。

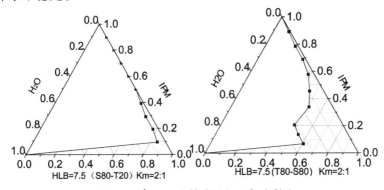

图6-2　表面活性剂对微乳形成的影响

Fig.6-2　Effectsofsurfactantontheformationofmicroemulsion

6.3.1.3助表面活性剂的筛选

以肉豆蔻酸异丙酯为油相，以吐温80/司盘80复配作为表面活性剂，HLB=7.0，Km=2:1时，分别采用乙醇、丙醇和正丁醇作为助表面活性剂制备微乳的结果见图6-3。适宜的助表面活性剂可以插在表面活性剂分子之间，形成混合吸附层从而促进微乳的形成。图3显示，分别采用乙醇、丙醇和正丁醇作为助表面活性剂时，均可以形成微乳体系；乙醇、丙醇和正丁醇都是短链一元醇，由此推测，短链一元醇作为助表面活性剂时，随着碳原子数的增多，乳化性能越好。但是随着碳链的延长，一元醇的极性越弱，对人体的毒性越大。考虑到食用安全性和方便性，我们选择乙醇作为助表面活性剂。

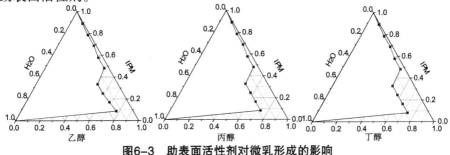

图6-3　助表面活性剂对微乳形成的影响

Fig.6-3　Effectsofco-surfactantontheformationofmicroemulsion

以肉豆蔻酸异丙酯为油相，以吐温80/司盘80复配作为表面活性剂，分别采用丙三醇和PEG400作为助表面活性剂制备微乳的结果见表3。从表6-2可以看出，以肉豆蔻酸异丙酯为油相，吐温80/司盘80作为复合表面活性剂时，PEG400和丙三醇作为助表面活性剂不能形成微乳液或者载水量过小，故不能选用PEG400和丙三醇作为助表面活性剂。

表6-2　不同助表面活性剂下微乳的形成及含水量
Table6-2Microemulsioncosurfactantandtheirwater

比例	1:9	2:8	3:7	4:6	5:5	6:4	7：3	8:2	9:1
PEG400	–	–	–	–	+	+	–	–	–
丙三醇	–	–	+	+	+	+	+	+	+

比例代表复合表面活性剂与油相的比例；–代表未形成微乳；+代表有微乳形成，但含水量小于体系的1%

6.3.1.4HLB值和Km的确定

以无水乙醇为助表面活性剂，肉豆蔻酸异丙酯为油相，HLB=7.5的吐温80和司盘80复配的表面活性剂，制备不同Km值的微乳体系并绘制伪三元相图，结果见图6-4。

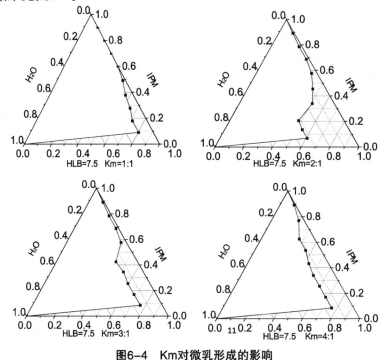

图6-4　Km对微乳形成的影响
Fig.6-4　EffectsofKmontheformationofmicroemulsion

从图6-4可以看出，当Km值从4:1、3:1、2:1、1:1时，即助表面活性剂增加时，微乳区域面积先增加后减少，且在Km=2:1,微乳区域面积最大。这说明无水乙醇作为助表面活性剂，并不是越多越好。助表面活性剂可以降低表面张力，调剂表面活性剂的HLB值，增加界面膜的强度。当乙醇含量较低时，乙醇存在于界面膜上。随着乙醇的增加，水相和油相的连接更加紧密，微乳的稳定性增加；而过量的无水乙醇溶于水相，从而打破油相和水相的界面膜，破坏微乳的形成。从图6-4中还可以看出，当表面活性剂含量较少时，Km值对微乳形成的影响较大；当且仅当Km=2:1时，微乳区域最大，此时微乳体系更加稳定。当表面活性剂含量较大时，极易形成微乳液，Km值对微乳形成的影响较小，推测可知表面活性剂含量极高时，对水无限增溶。

表面活性剂分子结构中，既含有亲水基团又含有亲油基团，使用表面活性剂分子的亲水亲油值（即HLB值）来衡量分子的亲水性和亲油性的强弱，将表面活性剂的分子结构、性能和用途连接起来。以司盘80和吐温80复合出不同HLB值的乳化剂，考察了复合乳化剂的HLB值对微乳区域和稳定性的影响，结果见图6-5。从图6-5可以看出，HLB=6.0、6.5、7.0、7.5复合表面活性剂，微乳区域面积呈现增加趋势，在HLB=值=7.5时，微乳区域面积最大；当HLB=8.0时，微乳区域面积反而减小。

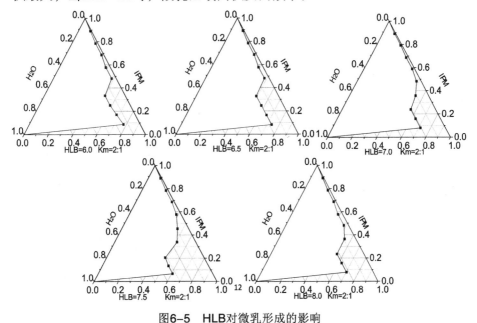

图6-5　HLB对微乳形成的影响

Fig.6-5　EffectsofHLBontheformationofmicroemulsion

6.3.1.5微乳的初鉴定

我们对筛选出的微乳进行进一步的鉴定。

离心实验：制备的溶液在4000r/min下离心30min，均无分层，证明制备的溶液为微乳液。

丁达尔效应：将制备的微乳液放在黑暗中，用直线光源照射，发现光线透过微乳液后并未发生散射现象，证明溶液为微乳液。

粒径和多分散指数：通过马尔文激光散射仪测得的粒径，结果见表4。粒径原始图谱见附录。

从表6-3可以看出，随着乳化剂的增加，微乳的粒径逐渐减小，多分散指数始终在0.2-0.4之间。这可能是因为乳化剂含量增加造成微乳形成所需的能量降低，达到稳定状态时所需的粒子数减少，故微乳的粒径降低。微乳的多分散指数较小，说明微乳粒径分布比较均一。

表6-3 微乳粒径分布表
Table6-3 Particlesizedistributionofmicroemulsion

微乳配比	微乳粒径/nm	多分散指数（PDI）
3:7（S:O）	103.4 ± 4.36	0.232
4:6（S:O）	58.06 ± 1.24	0.260
5:5（S:O）	54.8 ± 0.53	0.420
6:4（S:O）	36.47 ± 2.83	0.220
7:3（S:O）	6.576 ± 1.28	0.315
8:2（S:O）	4.459 ± 0.67	0.384

注：S:O 代表乳化剂与油相的质量比。

6.3.1.6微乳的理化性质

随着乳化剂质量的增加，微乳液的最大含水量也不断增加。为了探究含水率和微乳构型、电导率、粘度、密度、折光率之间的关系，我们分别制备了油相：表面活性剂4:6，5:5，6:4，7:3，8:2，9:1不同含水率的微乳，分别进行染色，电导率，粘度，密度和遮光率的测定。

微乳构型的判断通过双染色法进行鉴定。染色法鉴定微乳构型时，若苏丹红（红色）染料的扩散速度大于亚甲基蓝染料的扩散速度，则微乳液为油包水型；若亚甲基蓝染料的扩散速度大于苏丹红染料的扩散速度，则为水包油型。向配置好的微乳中各加入2滴亚甲基蓝和苏丹红染料，观察得到的现象见表5。

从表6-4可以看出，随着乳化剂含量的增多，微乳的构型从单一的油包水型逐渐变为复杂的油包水–水包油型；这可能是因为乳化剂含量增加，微乳体系中的亲水基增多，促成乳化剂和水之间氢键的形成，乳化效果增强。当乳化效果到达一定程度，结合水的能力很强，所形成的体系就转为水包油型。同时我们还可以发现，对于同一配方的微乳来说，随着含水率的增加，微乳液的构型从油包水型转变为水包油型。这说明含水量的改变可以导致微乳构型改变，这可能是因为水分子过多，水分子与乳化剂之间形成氢键的机会增加，进而导致微乳构型发生转变。

表6-4　不同处方微乳的染色情况

Table6-4　Dyeingofmicroemulsionwithdifferentprescriptions

	0	20%	40%	60%	80%	100%
4:6（S:O）	红>蓝	红>蓝	红>蓝	红>蓝	红>蓝	红>蓝
5:5（S:O）	红>蓝	红>蓝	红>蓝	红>蓝	红>蓝	红>蓝
6:4（S:O）	红>蓝	红>蓝	红>蓝	红>蓝	红>蓝	蓝>红
7:3（S:O）	红>蓝	红>蓝	红>蓝	红>蓝	蓝>红	蓝>红
8:2（S:O）	红>蓝	红>蓝	红>蓝	蓝>红	蓝>红	蓝>红
9:1（S:O）	红>蓝	红>蓝	蓝>红	蓝>红	蓝>红	蓝>红

注：红>蓝代表红色染料扩散速度比蓝色染料扩散快；S:O代表乳化剂与油相的质量比。
蓝>红代表蓝色染料扩散速度比红色染料扩散速度快。

各处方微乳电导率随含水率变化的结果见图6。从图6可以看出，乳化剂与油相质量比为8:2和9:1时，随着含水量的增加，微乳液的电导率上升迅速；而乳化剂与油相质量较小时，电导率上升比较缓慢。

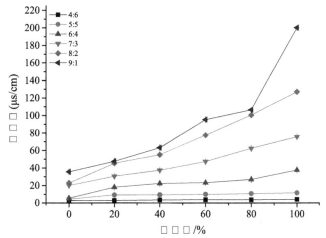

图6-6　含水率对微乳电导率的影响

Fig.6-6　Effectsofmoisturecontentontheconductivityofmicroemulsion

　　电导率的测定是常见的鉴定微乳构型的方法。通常在微乳体系中，随着含水量的增加，微乳的构型从油包水型转为水包油型。油包水型微乳中，水为分散相，电导率由液滴的相互碰撞产生；此时，电导率液偏低。随着含水量的提高，电导率上升缓慢。水包油型微乳含水量大，随着含水量的升高，电导率上升速率较快。这可能是因为此时水相为连续相，电导率随着含水量的上升而上升。

　　密度是溶液常见的理化指标之一，我们分别测定了不同含水率微乳液的密度，测定结果见图6-7。从图7可看出，随着含水量的增加，微乳的密度逐渐增加，这是由于水的密度较大引起的。当不含水时，随着乳化剂含量的增加，微乳的密度也是逐渐增加，这是因为油的密度最小引起的。通过测定，不同微乳配方的折光率均在1.431⁻1.446之间，透明度良好，侧面反映各配方微乳粒径较小，且均一。

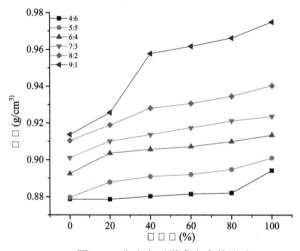

图6-7　含水率对微乳密度的影响

Fig.6-7　Effectsofmoisturecontentonthedensityofmicroemulsion

　　粘度也是溶液常见的指标，可以反应溶液内分子间作用力的大小，对溶液的运输和保藏有重要影响。不同配方微乳液在20r/min下的粘度结果见图6-8。

　　从图6-8可以看出，6:4、7:3、8:2、9:1的微乳液粘度随着含水率的变化均存在一个拐点这可能是微乳系统中连续相和分散相相互替换（构型转变）所造成的。开始时，微乳的含水量比较低，随着含水量的升高，微乳体系内分子间作用力增强，粘度增加。而4:6和5:5两种微乳配方不存在拐点，可能是因为最大载水量较小造成的；同时可以发现，这两种微乳并没有随着含水率的变化而发生构型转变。当含水量过大时，体系的粘度反而降低，

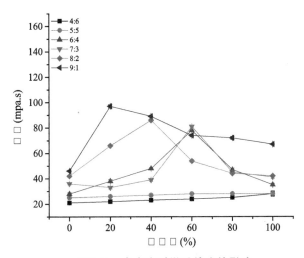

图6-8 含水率对微乳粘度的影响

Fig. 6-8 Effects of moisture content on the viscosity of microemulsion

这可能是因为此时微乳为水包油型微乳；随着含水量的增加，相当于把微乳进行了稀释，所以粘度减小。通过分析不同配方微乳液的粘度、电导率、染色和折光率，我们选择含水率为 60% 的 7:3 微乳作为花青素的载体。

6.3.2蓝莓花青素微乳制备及表观形态

6.3.2.1性状、类型和理化性质

花青素微乳的外观呈暗红色，透明，流动性好。苏丹红在微乳中的扩散速度比亚甲基蓝的速度快，说明是油包水型微乳。

6.3.2.2微乳的粒径和多分散指数

激光粒度仪测得微乳的粒径为52.4nm，多分散指数为0.234，说明微乳的分散比较均匀。微乳粒径的原始图谱如6-9所示：

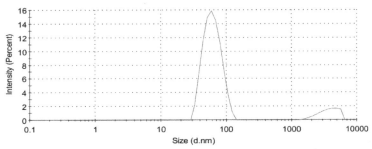

图6-9花青素微乳的粒径

Fig.6-9particlesizeofanthocyaninmicroemulsion

6.3.2.3透射电镜形态观察

微乳透射电镜图谱见图6-10。从图中看出，微乳的粒径大小约为70nm。

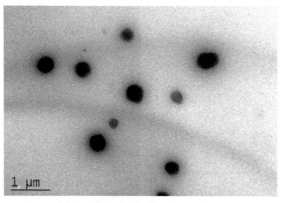

图6-10 花青素微乳透射电镜观察

Fig.6-10 Transmissionelectronmicroscopicobservationofanthocyaninmicroemulsion

6.3.2.4花青素微乳的离心稳定性

离心实验发现，微乳仍澄清透明，未见油水分层。

6.3.3蓝莓花青素微乳包埋前后的稳定性研究

6.3.3.1蓝莓花青素微乳包埋前后的温度稳定性

探究微乳包埋前后花青素对温度的敏感程度，所得到的实验结果见图6-11。

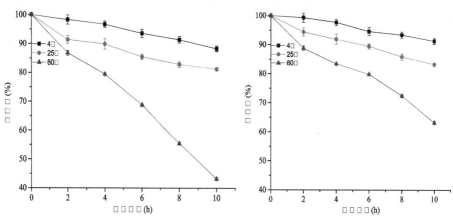

图6-11 温度对包埋前后花青素的影响（左图为包埋前，右图为包埋后）

Fig.6-11 TheeffectsoftemperatureonanthocyaninsanditsMEs

从6-11左图可以看出，4℃下花青素可长时间保存，10h后花青素的保存率仍在85%以上；随着温度的升高，花青素的稳定性下降；当花青素溶液60℃恒温保存，短时间内花青素的保存率约为80%，长时间会造成花青素降解，10h后花青素的保存率仅为40%（p<0.05）。从图6-11右图可以看出，微乳包埋后花青素的保存率有显著提升。4℃和25℃保藏时，包埋后花青素的保存率稍有提高；60℃保藏10h后，包埋后花青素的保存率显著提高，从43.1%提升到了62.4%。故花青素微乳的耐热性提高。

6.3.3.2蓝莓花青素微乳包埋前后的光照稳定性

探究微乳包埋前后花青素对光照的敏感程度，所得到的实验结果见图27。

从6-12左图可以看出，避光保存时花青素保存率下降缓慢，25天后保存率仍在60%以上（p<0.05），自然光照射下花青素保存率下降迅速，紫外光下花青素的保存率迅猛下降。结果说明光照造成花青素的减少，可能原因是光照具有能量，花青素分子经光照照射后接受能量，花青素分子结构发生改变，花青素变性。避光条件下花青素分子能量不足，花青素比较稳定。故避光条件下可提高花青素的稳定性。

从6-12右图可知，包埋后的花青素保存率普遍升高，光照稳定性增加，这可能因为包埋后的花青素微乳液折光率与水溶液相近，花青素微乳液虽然接受光线的能量，而能量被微乳体系中的油相和助表面活性剂吸收，保证花青素的稳定。

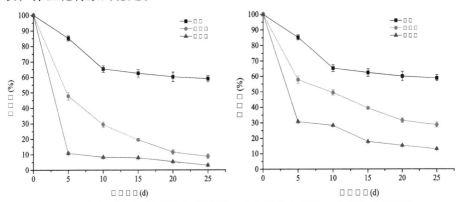

图6-12光照对包埋前后花青素的影响（左图为包埋前，右图为包埋后）

Fig.6-12TheeffectsoflightonanthocyaninsanditsMEs

6.3.4蓝莓花青素微乳包埋前后的抗氧化活性研究

花青素是天然的抗氧化剂，其根本是通过自由基抑制剂来达到保护机体目的。不同天然产物清除自由基的机理不同，其抗氧化活性同样存在差异。本实验采用分光光度法，选用一系列自由基（DPPH、ABTS、超氧阴离子）等抗氧化评价体系，在特定波长下检测被测物质的吸光值。研究比较了蓝莓花青素微乳包埋前后的抗氧化能力。

6.3.4.1包埋前后花青素对DPPH自由基清除率的测定

DPPH是一种稳定的自由基，最大吸收峰在517nm。自由基清除剂可以DPPH自由基结合，结合后的物质在517nm处有最大吸收。因此可通过采用分光光度法检测吸光值的变化，进而判断出活性物质DPPH清除能力的大小。本实验以维生素C为阳性对照，测出了花青素和微乳包埋花青素的自由基清除率。结果见图6-13。图6-13表明，维生素C、花青素和花青素微乳清除自由基的能力随着浓度的增加而增强。低浓度下，蓝莓花青素的自由基清除率稍高于维生素C的自由基清除率；高浓度时，花青素和花青素微乳的自由基清除率上升缓慢，最后自由基清除率反而低于维生素C。半数抑制浓度（IC_{50}）是指自由基被清除一半所需要的抗氧化剂的浓度，常用来表征抗氧化能力的大小。IC_{50}越小，抗氧化剂的抗氧化效果越强。通过计算可知维生素C、蓝莓花青素和花青素微乳的IC_{50}分别为45.2、38.8、27.1mg/L（$p<0.05$）。比较IC_{50}可以看出，花青素微乳的IC_{50}最小，抗氧化活性最强；花青素的IC_{50}次之，说明微乳包埋增加了花青素的抗氧化能力，二者的抗氧化能力均比维生素C要高。

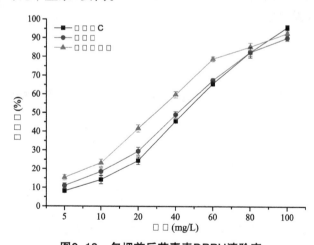

图6-13　包埋前后花青素DPPH清除率

Fig.6-13　DPPHclearancerateofanthocyaninsbeforeandafterembedding

以IC_{50}为添加浓度，反应7min内吸光值的变化见图6-14。维生素C迅速达到了半数清除率，而花青素和花青素微乳反应缓慢，在前6min清除率逐渐增加，7min时达到最大效果。花青素微乳反应时间较长，这是由于微乳的缓释作用引起的。综上所述，微乳包埋花青素对DPPH自由基清除能力具有很好的效果。

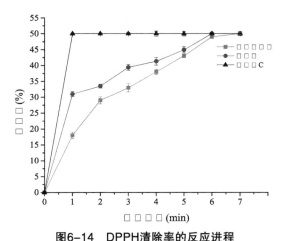

图6-14　DPPH清除率的反应进程

Fig.6-14　DPPHradicalscavengingreactionprocess

6.3.4.2包埋前后花青素对ABTS自由基清除率的测定

ABTS自由基实验结果见图6-15。图6-15表明，维生素C、花青素和花青素微乳对ABTS自由基有明显的清除效果，且清除自由基的能力随着浓度的增加而增强。低浓度时，花青素微乳对ABTS清除率最高，维生素C次之，花青素最弱；高浓度时，维生素C对ABTS清除效果增加迅速，清除效果最好，花青素的清除效果依然最低。花青素、花青素微乳和维生素CABTS清除力的IC_{50}分别为58.5、23.4和47.9mg/L（p<0.05）。花青素微乳的IC_{50}最小。说明微乳包埋后的蓝莓花青素对ABTS自由基的清除能力得到提高。

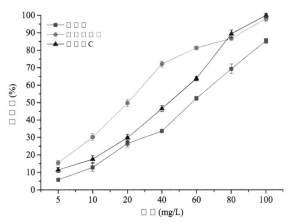

图6-15　包埋前后花青素ABTS清除率

Fig.6-15　ABTSclearancerateofanthocyaninsbeforeandafterembedding

自由基清除实验中，反应平衡时间也是评价清除能力的一个指标。IC_{50}

为添加浓度，测定了反应过程中前7min内吸光值的变化，以观察反应时间和清除率的关系。结果见图6-16。从图6-16可以看出，花青素和花青素微乳反应较慢，6min时才达到平衡；维生素C清除速度极快，在1min内即可达到反应平衡。在整个反应过程中，花青素微乳的反应速率时先慢后快的，这可能与微乳的缓释性有关。

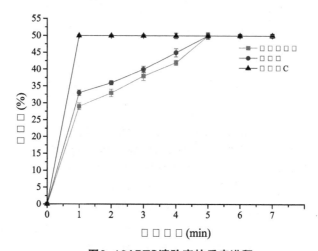

图6-16ABTS清除率的反应进程

Fig.6-16ABTSradicalscavengingreactionprocess

6.3.4.3包埋前后花青素对超氧阴离子清除率的测定

我们测定邻苯三酚自氧化速度间接评价抗氧化剂的抗氧化能力，测定结果见图6-17。

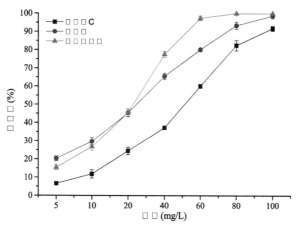

图6-17 包埋前后花青素超氧阴离子清除率

Fig.6-17 O₂.-clearancerateofanthocyaninsbeforeandafterembedding

图6-17显示，三种抗氧化剂对超氧阴离子的清除效果明显不同。超氧

阴离子清除力的大小依次为：花青素微乳＞花青素＞维生素C；经计算，花青素微乳、花青素和维生素C的IC_{50}分别为18.5、27.4、52.3mg/L（$p<0.05$）。对比3种抗氧化剂我们可以发现，随着浓度的增加，维生素C和花青素对超氧阴离子清除率的趋势相同，而花青素微乳对超氧阴离子的清除力随着浓度的增加达到三者的最高值，这可能和微乳体系中油相和乳化剂的作用有关。

6.4 讨论

在农业、食品业和药业，微乳技术应用广泛，载药型微乳屡见不鲜。油相、水相和乳化剂是微乳的重要组分，食品级和药品级微乳要求各组分安全无毒。为了达到最大的载药量，要求形成微乳的各相对目标物有很好的溶解度（Shahin,etal., 2016；Evgenia,etal.,2016）。花青素是水溶性色素，属于极性分子，在水和乙醇中的溶解度都很高；因此，必须通过溶解度筛选出最佳油相。肉豆蔻酸异丙酯、棕榈酸异丙酯、辛葵酸异丙酯分别是由肉豆蔻酸、棕榈酸和辛葵酸酯化而来，是食品级微乳中常见的油相，安全性和稳定性良好。实验结果显示肉豆蔻酸异丙酯的溶解度较高，棕榈酸异丙酯次之。

通过伪三元相图法发现肉豆蔻酸异丙酯为油相的微乳面积最大，这可能是肉豆蔻酸异丙酯的碳链较长，而无水乙醇的碳链较短，无水乙醇通过氢键嵌入乳化剂中，形成界面膜的碳链长度与肉豆蔻酸异丙酯的碳链有倍数关系。而辛葵酸三甘酯碳链较短，不能被界面膜包裹，难以形成稳定的体系（Du,etal.,2016）。

助表面活性剂以中短链一元醇的效果最佳。正丙醇的效果比异丙醇作为助表面活性剂的效果好，说明碳链和羟基相同时，支链醇降低表面张力的效果较差，这可能与羟基的位置有关。直链醇的羟基更容易与水和表面活性剂结合成氢键形成稳定的结构。同时我们可以发现，丙醇作为助表面活性剂的效果大大优于丙三醇，这可能是因为丙三醇碳链较短，含有三个羟基，分子内部容易形成氢键，阻碍了界面膜的形成（Li,etal.,2017）。

由此我们推测在微乳形成时，表面活性剂、助表面活性剂、油相和水通过氢键排列组合成稳定的结构即为微乳；当体系的温度过高，氢键获得能力断裂，而微乳各组分内的物质并未改变，微乳体系被打破。不同温度下微乳组分间形成氢键的能力不同，所以温度对微乳的形成有重要影响

（Du,etal.,2016；Mouri,etal.,2016）。

随着含水量的增加，微乳的构型逐渐从油包水型转为水包油型。这可能是因为含水量较少时，水为分散相；助表面活性剂活性剂通过氢键嵌入表面活性剂中形成界面膜，油相含量较多，能量较大，压迫界面膜向水侧弯曲，由此把水相包裹起来，形成油包水型微乳。含水量较大时，水分子为连续相，表面活性剂和助表面活性剂和水分子通过氢键排列，油相分子较少在内测，其他组分较多，包围在外侧；外侧分子和内侧分子通过化学键结合形成水包油型微乳。此时，含水量继续增加，水相分子与界面膜通过氢键结合，均匀分散在油包水型微乳外侧，仍是水包油型微乳。这个过程就是微乳的稀释。当然，由于表面活性剂和助表面活性剂乳化性能有限，无线稀释微乳很难存在。当微乳从油包水型转为水包油型时存在一个状态，此时各相刚好以紧密的氢键连接起来，此时，微乳的粘度很大。但是，还缺乏有力的证据。因此，有必要对不同配方的微乳进行氢键的检测（Re,etal.,1999；Mouri,etal.,2016）。

Evgenia等人采用耗散动力学模拟了丁酸乙酯为油相的无限稀释微乳，这为微乳的研究开拓了新思路（Evgenia,etal.,2016）。研究表明，当油相与表面活性剂的质量比小于5:5时，可以形成无限稀释微乳；这可能是丁酸乙酯为油相时，油相的碳链较短，容易和无水乙醇形成氢键。表面活性剂和助表面活性剂含量少且油相碳链过长时，还未发现无限稀释微乳。

6.5 小结

采用微乳技术包埋花青素，测定了包埋前后花青素的稳定性和抗氧化活性，并初步探究了花青素微乳的形成和作用机制，结果表明：

以油包水型微乳的制备为目的，以微乳的载水量和微乳区域面积为指标，筛选出以肉豆蔻酸异丙酯为油相、吐温80/司盘80复配的表面活性剂、无水乙醇为助表面活性剂来制备微乳，当且仅当HLB=7.5、Km=2：1时，微乳的区域面积最大。

通过测定不同处方微乳的密度、折光率、粘度，发现油相和乳化剂的质量比为7:3时制备的微乳较好；通过测定微乳的电导率和微乳构型，发现热力学理论更适合解释微乳的形成。

（3）以花青素的保存率为指标，对微乳包埋前后花青素的温度稳定性和光照稳定性进行比较，发现花青素微乳的稳定性较好。

（4）通过DPPH自由基清除实验、ABTS实验和超氧阴离子清除实验，发现花青素微乳的体外抗氧化活性明显高于花青素；比较反应速率，发现花青素微乳体外抗氧化能力具有缓释性。

7. 结论与展望

7.1 结论

本文以东北栽培的蓝莓果为研究对象，在蓝莓花青素分离纯化的基础上,对制备的花青素单体进行了结构鉴定。并通过建立急性小鼠肝损伤模型，探讨了蓝莓花青素对四氯化碳（CC1$_4$）诱导小鼠的肝损伤的保护和氧化应激的影响，结合其体外清除自由基抗氧化活性和对CC1$_4$诱导的L-02肝细胞损伤的保护，从抗氧化的角度探讨了蓝莓花青素对肝损伤保护作用的主要机制。主要研究结果如下：

（1）蓝莓果中花青素类物质的最佳提取工艺参数为：0.5%三氟乙酸–甲醇为提取溶剂，料液比为1:15，pH为2.5，加酶量3%，酶解温度70℃，酶解反应时间1h。在此条件下，经HPLC法测定,蓝莓花青素得率为5.65mg/100g。

AmberliteXAD-7大孔树脂对蓝莓花青素表现出良好的吸附与解吸性能，是分离纯化蓝莓花青素的理想树脂。AmberliteXAD-7树脂的优化动态吸附条件为：蓝莓花青素液浓度2.5mg/mL，pH2.5，进样速率1.0mL/min；优化洗脱条件为：甲醇浓度70%，洗脱速率1.0mL/min，洗脱体积10BV。在此条件下，AmberliteXAD-7树脂对蓝莓花青素的动态吸附量达最大值0.175mg/g，动态解吸回收率达82.55%。

通过制备型高效液相色谱得到三种主要的花青素单体，经过结构鉴定,组分1为锦葵色素–3–半乳糖苷（M3G）,纯度为95.49%；组分3为矢车菊素–3–葡萄糖苷（C3G）,纯度为98.57%；组分6为矢车菊素–3–芸香苷（C3R）,纯度为96.34%。这三种单体分别占花青素总含量为12.76%、60.68%和15.87%。

（2）蓝莓花青素具有一定的抗氧化活性，在DPPH自由基清除实验和β–胡萝卜素/亚油酸自氧化体系中,相同浓度下，其作用效果要优于抗坏血酸。蓝莓花青素分离的三种单体总抗氧能力表现为C3G>C3R>M3G，且半抑制浓度（IC$_{50}$值）结果表明,矢车菊素–3–葡萄糖苷（C3G）清除过氧烷基及DPPH自由基的能力最强,从而进一步说明其为蓝莓花青素中有效的抗氧化活性成分之一。

（3）小鼠摄入蓝莓花青素后的低（0.5g/kgbw）、中（1.0g/kgbw）、高（2.0g/kgbw）剂量组经$CC1_4$诱导的急性肝损伤小鼠的肝酶活性较模型组显著降低（P<0.05），血清和肝脏中丙二醛（MDA）的生成量显著减少（P<0.05），超氧化物歧化酶（SOD）、谷胱甘肽过氧化物酶（GSH-Px）活性明显增强（P<0.05），肝脏组织的总抗氧化能力（T-AOC）显著提高（P<0.05）；由$CC1_4$引起的肝脏组织气球样变、脂肪变性，炎症浸润等病理学损伤，喂食蓝莓花青素后，均可得到明显改善。

（4）通过建立$CC1_4$对人胚胎肝细胞株L-02的损伤模型，结果表明：$CC1_4$诱导L-02肝细胞损伤的最适损伤浓度为20mmol/L，损伤时间为6h。经$CC1_4$损伤后模型组细胞存活率仅为45.68%，上清液肝酶活性显著升高（P<0.05），脂质过氧化产物MDA含量显著增加（P<0.05）。蓝莓花青素可在一定程度地改善L-02肝细胞损伤，能明显提高肝细胞的存活率，减少肝酶的释放，存在明显剂量效应关系（P<0.05）。蓝莓花青素中的3种主要成分单体的抗肝损伤体外细胞试验结果表明,C3G对提高细胞存活率和细胞抗氧化水平作用最好,且与其它两种单体间存在显著性差异（P<0.05）。最终证明了蓝莓花青素中最有效的抗肝损伤活性单体为矢车菊素-3-葡萄糖苷（C3G）。

细胞克隆形成抑制实验、细胞周期DNA含量分析法及AnnexinV-FITC/PI双染色检测法的结果表明,矢车菊素-3-葡萄糖苷保护L-02正常肝细胞的形式是减少细胞的坏死。免疫印迹法检测调控细胞凋亡中的关键蛋白Caspase-3的含量变化说明,矢车菊素-3-葡萄糖苷抑制L-02细胞因损伤而坏死的机理为Caspase依赖型,而细胞损伤可能是通过线粒体相关途径实现的坏死过程。

7.2 展望

本论文将东北栽培蓝莓中的主要花青素单体分离并制备出来,并对蓝莓花青素及其主要成分单体的体外抗氧化和抗化学性肝损伤功效进行了研究和评价,取得了一些阶段性成果,由于时间有限,在今后的研究中,还计划从以下几个方面进行更进一步的探索:

（1）第一章采用树脂吸附法和制备型高效液相色谱法对蓝莓果中花青素单体进行了分离和制备,今后可以尝试更为有效的分离方法,比如高速逆流色谱法等。

（2）由于制备得到的蓝莓花青素主要单体含量较少,故没有对任意两种单体组合或三种单体共同作用的抗氧化效果进行比较,下一步准备通过多种方法观察其与一种单体作用的差异。

（3）第五章采用流式细胞仪检测细胞凋亡时，我们在结果中发现高浓度的花青素单体样品组细胞中出现了非凋亡性死亡，推测有可能出现自噬现象，因此在后续实验中,我们将会在细胞自噬性死亡方面进行进一步深入研究和探讨。

参考文献

[1] 方忠祥，倪元颖，陈欣. 花青素生理功能研究进展[J]. 食品工业科技，2001，17（3）：60-62.

[2] 王兆雨，徐美玲，朱蓓薇，等. 蓝莓花青素的提取工艺条件[J]. 大连轻工业学院学报，2007，9（3）：123-128.

[3] 王庆，韩平华，张名位，等. 膳食补充黑米皮对冠心病患者血浆中氧化应激、炎症和脂质水平的影响[J]. 中山大学学报（医学科学版），2007，28（3）：301-305.

[4] 王威，陈景红，王新宁，等. 葡萄籽原花青素诱导人肝癌细胞凋亡及自噬性死亡[J]. 暨南大学学报（医学版），2011，32（2）：181-185.

[5] 卢林耿，王中民，张永祥，等. 对四氯化碳所致大鼠肝脏损伤机制的研究[J]. 中西医结合肝病杂志，2009，6（2）：24-30.

[6] 宁正祥，李卫. 花青素类化合物的分子修饰[J]. 食品科学，2011，26（8）：505-507.

[7] 向平，林益明，林鹏，等. 基质辅助激光解吸附飞行时间质谱分析缩合单宁的阳离子化问题[J]. 分析化学，2006，34（7）：1019-1022.

[8] 向道丽. 酶法提取越橘果渣花色苷酶解条件的研究[J]. 中国林副特产，2005，12（6）：123-125.

[9] 孙芸，谷文英. 硫酸-香草醛法测定葡萄籽原花青素含量[J]. 食品与发酵工业，2003，29（9）：43-46.

[10] 孙怡，商学军. 花青素诱导前列腺癌PC-3细胞凋亡的机制研究[J]. 安徽中医学院学报，2009，28（1）：47-49.

[11] 朱凤妹，杜彬，李军，等. 大孔吸附树脂分离葡萄酒下脚料中原花青素的研究[J]. 食品工业，2008，15（1）：6-9.

[12] 严琼琼，唐书泽，孙承锋. 苹果多酚对冷却猪肉腐败菌抑菌效果的影响[J]. 食品研究与开发，2009，30（10）：117-121.

[13] 张苏云. 凝胶层析分离提纯芦荟多糖的方法[J]. 食品工业科技，2008，11：208-212.

[14] 张泽生，徐英，李欣. 大孔吸附树脂对苹果渣中苹果多酚吸附性能的研究[J]. 食品研究与开发，2006，27（9）：24-27.

[15] 张玲，郭晓雷，张秋影. 紫杉醇-抗HER2MAb偶联物体外抗肿瘤活性的研究[J]. 中国实验诊断学，2010，14（7）：17-32.

[16] 张甜，董学畅，吴方评，等. 微柱高效液相色谱和质谱法测定烟草样品中多酚[J]. 理化检验-化学分册，2005，41（5）：7-10.

[17] 张静，连超群，陈传好，等. 姜黄素诱导A549细胞凋亡过程中活性氧水平和caspase-3活性的变化[J]. 中国老年学杂志，2011，6（31）：2024-2028.

[18] 李丹，林琳. 越桔食品资源的开发与利用[J]. 食品与发酵工业，2009，26（4）：76-81.

[19] 李亚东，张志东，吴林. 蓝莓果实的成分及保健机能[J]. 中国食物与营养，2002，（1）：27-28.

[20] 李连达，靖雨珍. 中国保健食品的优势与发展[J]. 中国工程科学，2003，5（5）：35-39.

[21] 李建新，王娜，王海军，等. 苹果多酚的减肥降脂作用研究[J]. 食品科学，2008，29（8）：597-599.

[22] 李春阳，许时婴，王璋. DPPH法测定葡萄籽花青素清除自由基的能力[J]. 食品与生物技术学报，2006，25（2）：102-106.

[23] 李春阳，许时婴，王璋. 低浓度盐酸-香草醛法测定葡萄籽中原花青素含量的研究[J]. 食品工业科技，2004，25（6）：128-130.

[24] 李春阳，张红城，靖雨珍，等. 激光光散射与GPC联用测定葡萄籽原花青素相对分子质量[J]. 江苏农业学报，2009，25（6）：1354-1359.

[25] 李莹，药立波，韩炯. 葡萄籽提取物花青素诱导胃癌细胞脱落调亡[J]. 中国药理学通报，2004，20（7）：761-764.

[26] 李婷婷，宋述尧，迟燕平. 高压脉冲电场对大蒜采后抗氧化物质的影响[J]. 食品科学，2009，30（6）：272-274.

[27] 汪明明，崔速南，刘靓雯，等. 外周血淋巴细胞穿孔素和颗粒酶在不同乙型肝炎患者中的表达率比较[J]. 中华微生物学和免疫学杂志，2007，27（9）：855-859.

[28] 肖湘，卢刚，张捷，等. 黑色食品色素清除活性氧功效及抗氧化活性[J]. 药物生物技术，2000，7（2）：112-115.

[29] 肖嶙，万会师. 酶在植物有效成分提取中的应用[J]. 安徽农业科学，2006，34（8）：1551-1552.

[30] 陈健，孙爱东，高雪娟，等. 蓝莓花青素的提取及抗氧化性的研究[J]. 北京林业大学报，2011，33（2）：126-130.

[31] 陈箔鸿，汪咏梅，吴冬梅，等. 没食子酸与纤维素的酯化合成及产

物功能特性试验[J]. 林产化学与工业，2005，25（2）：6-10.

[32] 陈磊，王军. 葡萄籽中原花青素的提取[J]. 中国野生植物资源，2008，27（1）：58 – 60.

[33] 金莹，孙爱东，陈健. 苹果多酚对小鼠H22细胞株移植性肿瘤的抑制作用[J]. 安徽农业科学，2010，38（24）：13525-13526.

[34] 金莹，孙爱东，陈健. 大孔树脂纯化苹果多酚的研究[J]. 食品科学，2007，28（4）：160-163.

[35] 段玉清，张海晖，唐瑛，等. 莲房花青素对黑色素瘤B16体内抑制作用的研究[J]. 中成药，2007，29（12）：1828-1830.

[36] 唐传核，彭志英. 天然花色苷类色素的生理功能及应用前景[J]. 冷冻与速冻食品工业，2000，6（1）：26-28.

[37] 夏效东，凌文华，夏敏，等. 黑米花色苷提取物对ApoE基因缺陷小鼠动脉粥样硬化晚期斑块的影响[J]. 食品科学，2006，27（3）：213-215.

[38] 徐曼，陈筱鸿，汪咏梅，等. 落叶松花青素的没食子酰化及其抗氧化活性增强效应[J]. 林产化学与工业，2010，30（6）：55-60.

[39] 贾艳菊，代玲，张灿. 龙葵生物碱诱导HeLa细胞凋亡的研究. 动物医学进展[J]. 食品科学，2010，31（8）：51-54.

[40] 郭红辉，胡艳，刘驰，等. 黑米花色苷对果糖喂养大鼠的抗氧化及胰岛素增敏作用[J]. 营养学报，2008，30（1）：85-87.

[41] 陶令霞，王浩，常慧萍，等. 苹果皮渣中苹果多酚的超声辅助提取工艺优化及其抗脂质氧化活性研究[J]. 河南工业大学学报（自然科学版），2008，29（1）：32-36.

[42] 高永贵，王岳飞，杨贤强，等. 脂溶性茶多酚抗油脂氧化及其增效剂的研究[J]. 2010，5（2）：30-32.

[43] 常徽，糜漫天，凌文华. 黑米花色素及联合化疗药物对不同肿瘤细胞增殖的影响[J]. 第三军医大学学报，2007，29（20）：1943-1946.

[44] 焦中高，刘杰超，王思新. 黑莓红色素抗氧化活性研究[J]. 食品科技，2003，（8）：63-65.

[45] 蒋莉，李跃华，戚晓红，等. 丹参素对内毒素性肝损伤的防护作用及其机制的研究

[J]. 中西医结合肝病杂志，2009，9（2）：30-32.

[46] 谭天伟. 天然产物分离新技术[J]. 化工进展，2003，22（7）：665-668.

[47] 颜流水，井晶，黄智敏，等. 槲皮素分子印记聚合物的制备及固相萃取性能研究[J]. 分析试验室，2006，25（5）：97-100.

[48] 魏福祥，韩菊，王改珍，等.低聚原花青素提取技术研究[J].食品工业科技，2003，14（9）：54-55.

[49] 魏福祥，韩菊，张兰，等.葡萄籽中提取低聚原花色素的技术研究[J].现代化工，2001，21（4）：27-29.

[50] Almeida JR，Damico E，Preuss A，et al. Characterization of major enzymes and genes involved in flavonoid and proanthocyanidin biosynthesis during fruit development in strawberry（Fragaria × ananassa）[J]. Archives of Biochemistry and Biophysics，2007，465（1）：61-71.

[51] Anna R，Renato CN，Daniela V，et al. Modification of glass transition temperature through carbohydrates addition and anthocyanin and soluble phenol stability of frozen blueberry juices [J]. Journal of Food Engineering，2003，56（3）：229-231.

[52] Annanaryju D，Sarma E. Antioxidant ability of anthocyanins against ascorbic acid oxidation[J]. Phyto-chemistry，2007，45（4）：671-674.

[53] Astadi IR，Astuti M，Santoso U，et al. In vitro antioxidant activity of anthocyanins of black soybean seed coat in human low density lipoprotein（LDL）[J]. Food Chemistry，2009，112（3）：659-663.

[54] Awika J，Rooney L，Waniska R. Anthocyanins from black sorghum and their antioxidant properties. Food Chemistry，2004，90（12）：293-301.

[55] Ayman EH，Shesha HJ. Effect of biological cell size and shape on killing efficiency of pulsed electric field. IEEE International Conference on Dielectric Liquids. 2008.

[56] Chen J，Sun HN，Sun AD，et al. Studies of the protective effect and antioxidant mechanism of blueberry anthocyanins in a CCl_4-induced liver injury model in mice[J]. Food and agricultural immunology，2012，23（4）：352-362.

[57] Chen ZY，Zhu QY，Tsang D，et al . Degradation of green tea catechins in tea drinks [J]. Journal of Agricultural and Food Chemistry，2011，49（1）：47-482.

[58] Du Q，Zheng J，Xu Y. Composition of anthocyanins in mulberry and their antioxidant activity. Food Composition and Analysis. 2008，21（5）：390-395.

[59] Elisia L，Hu Ch，Popovich DG. Antioxidant assessment of an Anthocyanin- enriched blackberry extract. Food Chemistry，2007，101

（8）：1052–1058.

[60] Erhardt A, Biburger M, Papadopoulos T. IL–10, regulatory T cells, and Kupffer cells mediate tolerance in concanavalin A–induced liver injury in mice. Hepatology, 2007, 45（2）：475–485.

[61] Evrendilek GA, Zhang QH. Effects of pulse polarity and pulsed delaying time on pulsed electric fields– induced pasteurization of E. coli O157：H7. Journal of Food Engineering, 2005, 68（4）：271– 276.

[61] Faria A, Calhau C, Defreitas V, et al . Anthocyanins as antioxidants and tumor cell growth modulators [J]. Journal of Agricultural and Food Chemistry, 2011, 54（6）：2392–2397.

[62] Francisco T, Clara C, Maria JE. Effect of high–intensity pulsed electric fields processing and conventional heat treatment on orange–carrot juice carotenoids. Journal of Agricultural and Food Chemistry, 2005, 53（12）：9519–9525.

[63] Gonzalez FJ. Role of cytochromes P450 in chemical toxicity and oxidative stress: studies with CYP2E1 [J]. Mutation Research, 2005, 569（1）：101–110.

[64] Gorettaa LA, Romancxykb LJ, Rodrigueza CB, et al . Cytotoxic effects of digalloyl dimer anthocyanins in human cancer cell lines [J]. Nutritional Biochemistry, 2008, 19（12）：797–808.

[65] Gungor N, Sengul M. Antioxidant activity, total phenolic content and selected physicochemical properties of white mulberry（Morus alba L.）fruits. International Journal of Food Properties, 2008, 11（8）：44–52 .

[66] Ha BJ, Lee JY. The effect of chondroitin sulfate against $CC1_4$–induced hepatotoxicity [J]. Biological and Pharmaceutical Bulletin, 2010, 26（5）：622–626.

[67] He XJ, Liu RH. Phytochemicals of Apple Peels: Isolation, Structure Elucidation, and Their Antiproliferative and Antioxidant Activities[J]. Journal of Agricultural and Food Chemistry , 2008, 56（6）：9905–9910.

[68] Hyun JR, In YB, Torchio F, et al. Enhancement of anti–radical activity of pectin from apple pomace by hydroxamation[J]. Food Hydrocolloids, 2011, 25（3）：545–548.

[69] Hsiao G, Shen MY, Lin KH, et al. Inhibitory activity of kinetin on free radical formation of activated platelets in vitro and on thrombus formation in vivo. European Journal of Pharmacology, 2003, 465（3）：281–287.

[70] Hsu CL, Huang SL, Yen GC, et al. Inhibitory effect of phenolic acids on the proliferation of 3T3-L1 preadipocytes in relation to their antioxidant activity[J]. Journal of Agricultural and Food Chemistry, 2006, 54（9）: 4191-4197.

[71] Hu C, Zawistowski J, Ling W, et al. Black rice（Oryzasativa L. indica）pigmented fraction suppresses both reactive oxygen species and nitric oxide in chemical and biological model systems. Journal of Agricultural and Food Chemistry, 2003, 51（4）: 5271-5277.

[72] Hu JJ, Yoo JS, Lin M, et al. Protective effects of diallyl sulfide on acetaminophen-induced toxicities. Food and Chemical Toxicology, 1996, 34（6）: 963-969.

[73] Hu XY, Meng G, BaoY Y, et al. Relationships between induction of apoptosisby Taxol in Hela cells and apoptosis-related proteins[J]. Chinese Pharmacological Bulletin, 2010, 20（9）: 1063-1072.

[74] Iked AR, Che XF, Yamaguchi T, et al. Cepharant hine potently enhances the sensitivity of anticancer agent s in K562cells[J]. Cancer Science, 2009, 86（6）: 372-376.

[75] Jayathilakan K, Sultana K, Radhakrishna K, et al. Effect of irradiation on differential scanning calorimetric profile of fluidised bed dried mutton. International Journal of Food Properties, 2012, 15（5）: 202-210.

[76] Jing H, Kitts DD. Antioxidant activity of sugar-lysine Maillard reaction products in cell free and cell culture systems[J]. Archives of Biochemistry and Biophysics, 2004, 429（7）: 154-163.

[77] Jin ZL, ZhangHQ, Li S, et al. Quality of apple sauces processed by pulsed electric fields and HTST pasteurization. International Journal of Food Science and Technology, 2009, 44（8）: 829-839.

[78] Kang Y, Lee DC, Han J. NM23-H2 involves in negative regulation of Diva and BCl-2L10 in apoptosis signaling[J]. Biochemical Biophysical Research Communications, 2010, 359（1）: 76-82.

[79] Kelly LW, Kang XMi, Joseph GS, et al. Cellular Antioxidant Activity of Common Fruits[J]. Journal of Agricultural and Food Chemistry, 2008, 56（5）: 8418-8426.

[80] Kim JH, Yoon S, Won M. HIP1R interaets with a member of Bcl-2 family, BCl-2L10, and induees BAK-dependent cell death[J]. Cellular Physiology and Biochemistry, 2009, 23（3）: 43-52.

[81] Lam WH, Kazi A, Kuhn DJ. A potential prodrug for a green tea polyphenol proteasome inhibitor: evaluation of the peracetate ester of (−)−epigallocatechin gallate [(−)−EGCG] [J]. Bioorganic &Medicinal Chemistry, 2010, 12 (21): 5587−5593.

[82] Legua P, Melgarejo P, Martinez JJ, et al. Evaluation of spanish pomegranate juices: organic acids, sugars, and anthocyanins. International Journal of Food Properties, 2012, 15 (3): 481−494.

[83] Liu M, Li XQ, Weber C, et al. Antioxidant and antiproliferative activities of raspberries[J]. Journal of Agricultural and Food Chemistry, 2002, 50 (2): 2926−2930.

[84] Lykkesfeldt J. Malondialdehyde as biomarker of oxidative damage to lipids caused by smoking. Clinica Chimica Acta, 2007, 380 (1): 50−58.

[85] Maldonado−Celis ME, Souad B, Francine G. Apple anthocyanins activate apoptotic signaling pathway in human colon adenocarcinoma cells by a lipid raft independent mechanism [J]. Biochemical and Biophysical Research Communications, 2009, 388 (2): 372−376.

[86] Matsumoto H, Nakamura Y, Tachibanaki S, et al. Stimulatory effect of cyanidin 3−glycosides on the regeneration of rhodopsin. Journal of Agricultural and Food Chemistry, 2003, 51 (5): 3560−3563.

[87] Mazza G, Kay CD, Cottrell T, et al. Absorption of anthocyanins from blueberries and serum antioxidant status in human subjects. Journal of Agricultural and Food Chemistry, 2002, 50 (3): 7731−7737.

[88] Molan AL, Lila MA, Mawso NJ. Satiety in rats following blueberry extract consumption induced by appetite−suppressing mechanisms unrelated to in vitro or in vivo antioxidant capacity[J]. Food Chemistry, 2008, 107 (3): 1039−1044.

[89] Moore J, Yin J, Yu L, et al. Identification and characterization of methylated and ring−fission metabolites of tea catechins formed in humans, mice, and rats [J]. Journal of Agricultural and Food Chemistry, 2006, 54 (5): 617−626.

[90] Osanai K, Huo C, Landis−Piwowar KR, et al. Synthesis of (2R, 3R)−epigallocatechin−3−O−(4−hydroxybenzoate), a novelcatechin from Cistus salvifolius, and evaluation of itsproteasome inhibitory activities [J]. Tetraedron, 2011, 63 (32): 7565−7570.

[91] Palmes D, Spiegel HU. Animal models of liver regeneration.

Biomaterials, 2004, 25 (9): 1601–1611.

[92] Paola M, Alexandre S, Maria JE, et al. Determination of phenolic compounds in Yucca gloriosa bark and root by LC–MS [J]. Journal of Pharmaceutical and Biomedical Analysis, 2008, 47 (7): 854–859.

[93] Pavagadhi S, Joseph GS, Jena BS. Antioxidant principles in peltophorum ferrugineum flower extracts. International Journal of Food Properties, 2012, 15 (3): 549–557.

[94] Renaud S, Lorgeril MD. Wine, alcohol, platelets, and the French paradox for coronary heart disease. Lancet, 1992, 339 (9): 1523–1526.

[95] Riedl SJ, Shi Y. Molecular mechanisms of caspase regulation duringapoptosis[J]. Nature Reviews Molecular Cell Biology, 2011, 5 (11): 897 –907.

[96] Rong T, Raymond Y. Optimization of a new mobile phase to know the complex and real polyphenolic composition: towards a total phenolic index using high–performance liquid chromatography [J]. Journal of Chromatography A, 2003, 18 (1): 29–40.

[97] Rolle L, Torchio F, Ferrandino A, et al. Influence of wine–grape skin hardness on the kinetics of anthocyanin extraction. International Journal of Food Properties, 2012, 15 (7): 249–261.

[98]Sabine S, Gerhard D, Katri M, et al. Dietary fiber–rich colloids from apple pomace extraction juices do not affect food intake and blood serum lipid levels, but enhance fecal excretion of steroids in rats[J]. The Journal of Nutritional Biochemistry, 2004, 15 (5): 296–302.

[99] Salda AG, Pu é rtolasE, L ó pezN. Comparing the PEF resistance and occurrence of sublethal injury on different strains of Escherichia coli, Salmonella Typhimurium, Listeria monocytogenes and Staphylococcusaureus in media of pH 4 and 7. Innovative Food Science and Emerging Technologies, 2009, 10 (1): 160–165.

[100] Sang S, Lambert JD, Yang CS. Bioavailability and stability issues in understanding the cancer preventive effects of tea polyphenols [J]. Journal Science of Food and Agriculture, 2006, 86 (14): 2256–2265.

[101] S á nchez–Moreno C, Ancos DB, PlazaL, et al. Nutritional approaches and health–related properties of plant foods processedby high pressure and pulsed electric fields. Critical Reviews in Food Science and Nutrition, 2009, 49 (7): 552–576.

[102] Sharma SD, Katiyar SK. Dietary grape-seed proanthocyanidin inhibition of ultraviolet B-induced immune suppression is associated with induction of IL-12[J]. Carcinogenesis, 2006, 27 (1): 95-102.

[103] Siddiq M, IezzoniA, Khan A, et al. Characterization of new tart cherry (Prunus cerasus L.): selections based on fruit quality, total anthocyanins, and antioxidant capacity. International Journal of Food Properties, 2011, 14 (10): 471-480.

[104] Siebler J, Wirtz S, Frenzel C, et al. Cutting edge: a key pathogenic role ofIL-27 in T cell- mediated hepatitis. The Journal of Immunology, 2008, 180: 30-33.

[105] Siriwoharn T, Wrolstad RE, Durst RW. Identification of ellagic acid in blackberry juice sediment. Journal of Food Science, 2005, 70 (13): 189-197.

[106] Son YO, Kim J, Lim JC, et al. Ripe fruit of Solanum nigrumL. inhibits cell growth and induces apoptosis in MCF-7 cell [J]. Food and Chemical Toxicology, 2009, 41 (10): 1421-1428.

[107] Sun J, Liu RH. Apple phytochemical extracts inhibit proliferation of estrogen- dependent and estrogen- independent human breast cancer cells through cell cycle modulation [J]. Journal of Agricultural and Food Chemistry, 2008, 56 (24): 11661-11667.

[108] Tate P, Kuzmar A, Smith SW, et al. Comparative effects of eight varieties of blackberry on mutagenesis. Nutrition Research, 2003, 23 (4): 971-979.

[109] Tang HD, Li C, Wang L, et al. Granzyme H of cytotoxic lymphocytes is required for clearance of the hepatitis B virus through cleavage of the hepatitis B Virus X protein [J]. Journal of Immunology, 2012, 188 (2): 824-831.

[110] Tanida I, Minematsu-Ikeguchi N, Ueno T. Lysosomal turnover, but not a cellular level of endogenous LC3 is a marker for autophagy. Autophagy, 2005, 1 (4): 84-91.

[111] Tian Q, Giusti MM, Stoner GD, et al. Screening for anthocyanins using high-performance liquid chromatography coupled to electrospray ionization tandem mass spectrometry with precursor-ion analysis, product-ion analysis, common- neutral- loss analysis, and selected reaction monitoring. Journal of Chromatography. A, 2005, 91 (10): 72- 82.

[112] Toshihiko SJ, Saeko M, Nina M, et al. Take Apple (Malus pumila) procyanidins fractionated according to the degree of polymerization using normal-phase chromatography and characterized by HPLC-ESI/MS and MALDI-TOF/MS. J. of Chromatography A, 2006, 1102 (8): 206-213.

[113] Tsuda T, Ueno Y, Kojo H, et al. Microarray profiling of gene expression in human adipocytes in response to anthocyanins[J]. Biochemical Pharmacology, 2006, 71 (15): 1184-1197.

[114] Walkling-Ribeiro M, Noci F, Cronin DA, et al. Reduction of staphylococcusaureus and quality changes in apple juice processed by ultraviolet irradiation, pre- heating and pulsed electric fields. Journal of Food Engineering, 2008, 89 (2): 267-273.

[115] Wang J, Mazza G. Inhibitory effects of anthocyanins and other phenolic compounds on nitric oxide production in LPS/IFNgamma-activated RAW 264. 7 macrophages. Journal of Agricultural and Food Chemistry, 2002, 50 (3): 850-857.

[116] Wang L, Zhang K, WuL, et al. Structural insights into the substrate specificity of human granzyme H: the functional roles of a novel RKR motif [J]. Journal of Immunology, 2012, 188 (2): 765-773.

[117] Wang SY, Lin HS. Antioxidant activity in fruits and leaves of blackberry, raspberry, and strawberry varies with cultivar and developmental stage. Journal of Agricultural and Food Chemistry, 2000, 48 (6): 140-146.

[118] Wolfe KL, Liu RH. Cellular antioxidant activity (CAA) assay for assessing antioxidants, foods, and dietary supplements. Journal of Agricultural and Food Chemistry, 2007, 55 (14): 8896-8907.

[119] Wu X, Cao G, Prior RL. Absorption and metabolism of anthocyanins in elderly women after consumption of elderberry or blueberry. Journal of Nutrition, 2002, 132 (2): 1865-1871.

[120] Yan M, Xu Q, Zhang P, et al. Correlation of NF-kappaB signal pathway with tumor metastasis of human head and neck squamous cell carcinoma [J]. BMC Cancer, 2010, 10 (1): 437-449.

[121] Yang YP, Stephen AK, Gandhi CR. Kupffer cells are a major source of increased platelet activating factor in the CCl_4-induced cirrhotic rat liver. Journal of Hepatology, 2003, 39 (2): 200-207.

[122] Yi W, Akoh CC, Fischer J, et al. Effects of phenolic compounds

in blueberries and muscadine grapes on HepG2 cell viability and apoptosis. Food Research International, 2006, 39（13）: 628-638.

[123] Zenkevich IG, Rodin AA. One-Stage Determination of the Number of Hydroxyl Groups in Polyatomic Phenols by Gas Chromatography Using Mixed Reagents[J]. Journal of Analytical Chemistry, 2002, 57（7）: 611-615.

[124] Zhang FJ, Yang JY, Mou YH, et al. Inhibition of U-87 human glioblastoma cell proliferation and formylpeptide receptor function by oligomer procyanidins（F2）isolated from grape seeds. Chemico Biological Interactions, 2009, 179（12）: 419-429.

[125] Zhang LL, Lin YM. HPLC, NMR and MALDI-TOFMS analysis of condensed tannins from Lithocar Pus glaber leaves with Potent free radical scavenging activity[J]. Molecules, 2008, 13（12）: 2986-2997.

[126] Zhang Z, Kou X, Fugal K, et al . Comparison of HPLC methods for determination of anthocyanins and anthocyanidins in bilberry extracts. Journal of Agricultural and Food Chemistry, 2004, 52（6）: 688-691.

[127] Zhong K, Wu JH, Wang ZF, et al. Inactivation kinetics and secondary structural change of PEF-treated HRP and PPO[J]. Food Chemistry, 2006, 104（2）: 483-491.

[128] DuZP, MaoXB, TaiXM, et al. Preparation and properties of microemulsion detergent with linear medium chain fatty alcohols as oil phase[J]. Journal of Molecular Liquids, 2016, 223: 805-810.

[129] Evgenia M, eorge T, George S, et al. Food grade water-in-oil microemulsions as replacement of oil phase to help process and stabilization of whipped cream[J]. Colloids and Surfaces A: Physicochemical and Engineering Aspects, 2016, 510: 69-76.

[130] LiY, Wallace Y, Xu S N, et al. Formation and stability of W/O microemulsion formed by food grade ingredients and its oral delivery of insulin in mice[J]. Journal of Functional Foods, 2017, 30: 134-141.

[131] Mouri A, Legrand P, Ghzaoui A E, et al. Formulation, physicochemical characterization and stability study of lithium-loaded microemulsionsystem[J]. International Journal of Pharmaceutics, 2016, 502（1-2）: 117-124.

[132] Re R, Pellegrini N, Proteggente A, et al. Antioxidant activity applying an improved ABTS radical cation decolorization assay[J]. Free radical biology medicine, 1999, 26（9-10）: 1231-1237.

[133] Shahin R, Dana M, David J. Burritt Capacity of natural β
−carotene loaded microemulsion to protect Caco−2 cells from oxidative damage
caused by exposure to H2O2[J]. Food Research International, 2014, 66:
469−477.

[134] Sun J, He H, Xie B J. Novel antioxidant peptides from fermented
mushroom Ganodermalucidum[J]. Journal of Agricultural and Food Chemistry,
2004, 52: 6646−6652